Waltraud Riegger-Krause

Jin Shin Jyutsu®

Waltraud Riegger-Krause

Jin Shin Jyutsu®

Einfache Anwendung zur Selbsthilfe

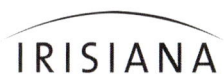

Inhalt

Jin Shin Jyutsu – Weisheit aus dem Osten — 6
Wiederentdeckung eines alten Wissens — 6

Was ist Jin Shin Jyutsu? — 9
Vitale Lebensenergie — 9
Energieströme im Körper — 9
Der Hauptzentralstrom — 10
Die Betreuerströme — 13
Diagonale Vermittlerströme — 15

Eine Lebenskunst — 17
Universelle Lebensenergie — 18

Das Geheimnis unserer Hände — 20
Die Hände als »Starthilfekabel« — 22

Die Einfachheit der Selbsthilfe — 24
Anwenden der Kunst — 25
Ihr persönliches Selbsthilfeprogramm — 28

Atem ist Leben — 30
Alles ist im Atem und in den Fingern — 30

Finger halten harmonisiert die Gedanken — 35
Heilung durch die Kraft der Finger — 37
Acht Mudras – die Geburt des Jin Shin Jyutsu — 44

Die »Sicherheits«-Energieschlösser — 48
Götter und Göttinnen — 49
Die Energieschlösser im Überblick — 50

Die erste Tiefe – SES 1 bis 4	50
Die zweite Tiefe – SES 5 bis 15	58
Die dritte Tiefe – SES 16 bis 22	79
Die vierte Tiefe – SES 23	91
Die fünfte Tiefe – SES 24 bis 26	94
Mit dem Atem in die sechste Tiefe	100

Drei tägliche Sequenzen — 101

Selbsthilfegriffe für alltägliche Beschwerden	105
Eltern und Kinder	106
Register	108
Über dieses Buch	109
Überblick über die 26 »Sicherheits«-Energieschlösser	110

Die Kunst der Selbstheilung durch das einfache Auflegen der Hände können Sie selbst erlernen und jederzeit im Alltag nutzen.

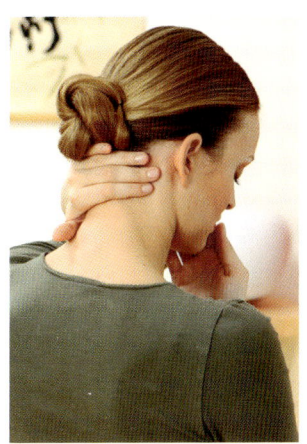
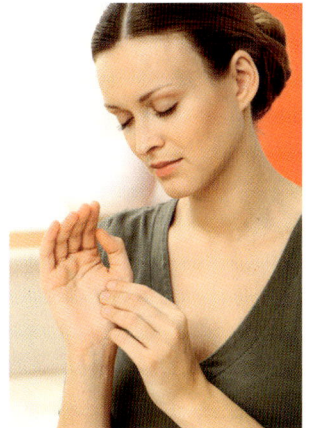

Jin Shin Jyutsu – Weisheit aus dem Osten

Es wird ganz still im Unterrichtsraum, als Mary nach den Daumen einer Kursteilnehmerin greift und sie mit ihren Fingern umschließt. »Schau, wie sie anfasst, wie sie sogar die ganze Gruppe beruhigen kann, indem sie die Finger dieser Frau hält,« flüstert mir mein Tischnachbar zu. Wir beobachten alle gespannt, was Mary hier macht. Sie ist mit ihrer ganzen Aufmerksamkeit bei dieser Frau, die sich wohl Sorgen um ihren kranken Mann macht. Plötzlich entspannt sich deren Gesicht, und wir hören sie laut ausatmen. Diese und ähnliche Erfahrungen machte ich immer wieder in Marys Kursen.

Die Lehre des Jin Shin Jyutsu, die Anfang des letzten Jahrhunderts von Jiro Murai in Japan wiederentdeckt wurde, beschreibt eine Lebenskunst, die uns hilft, uns »selbst zu erkennen« und unseren Lebensstil mit den Gesetzen des Universums in Einklang zu bringen. Gleichzeitig gibt sie uns ein System von Energiebahnen und -punkten zur Anwendung für uns selbst und andere, um Beschwerden zu lindern. Grundlage ist die Philosophie des Ostens, die den Menschen in die Gesetze der Natur eingebettet sieht. Dieser Lehre zufolge formt sich das Leben aus einer Lebensenergie, die sich in verschiedenen Tiefen und Feinheitsgraden von den unsichtbaren kosmischen Kräften bis hin zum sichtbaren Körper manifestiert. Den menschliche Körper durchzieht ein System von Energiebahnen, das Leben in jede Zelle bringt. Es ist in der Lage, die universelle Lebensenergie, die uns jederzeit als erfrischende Quelle der Kraft zur Verfügung steht, aufzunehmen und in Geist, Seele und Körper weiterzuleiten. Durch Stress und verschiedene gedankliche Einstellungen kann diese Lebensenergie stagnieren. Das führt zu emotionaler Unausgeglichenheit und körperlichen Beschwerden. Das Wissen der japanischen Kunst zur Heilung und Harmonisierung wird schon seit langer Zeit mündlich überliefert. Die Organisation Jin Shin Jyutsu® Inc. möchte dieser Tradition treu bleiben und bietet weltweit Kurse an, in denen die Selbsthilfe gelehrt wird.

Wiederentdeckung eines alten Wissens

Jin Shin Jyutsu kam durch Mary Burmeister zu uns in den Westen. Mary wurde 1918 in Seattle als

Tochter japanischer Eltern geboren. In den 1940er Jahren ging sie nach Japan. Auf der Suche nach dem Sinn des Lebens war sie für alles Neue offen. Sie wollte Diplomatie studieren und gab Englischunterricht, um sich ihren Lebensunterhalt zu verdienen. Eines Tages wurde sie von einer Schülerin zu einem Vortrag von Meister Jiro Murai eingeladen. Sie wusste zunächst nicht, worum es dabei ging, lauschte seinen Worten dann jedoch fasziniert. Denn etwas in ihrem Inneren wurde von ihm berührt. Er sprach über ein Wissen, das tief in der Seele beheimatet ist – das Wissen, dass die größte heilende Kraft darin besteht, in Harmonie mit den Gesetzen des Universums und mit sich selbst zu sein.

In einem lebensbedrohlichen Zustand erfuhr Jiro Murai Heilung durch das Formen bestimmter Fingerpositionen. Bei seinen späteren Forschungen fand er alte Schriften, so auch das japanische Weisheitsbuch *Kojiki*, in denen die Geheimnisse über Energiebahnen und -punkte aufgezeichnet waren. Jiro Murai bildete eine Synthese aus diesem überlieferten Wissen und seinen eigenen Erfahrungen; er entwickelte eine Lebenskunst, die er zunächst die »Kunst des Glücklichseins« nannte. Nach weiteren Jahren der Forschung und Anwendung beobachtete er, dass sie die Lebensqualität der Menschen bis ins hohe Alter verbesserte und Leiden linderte. So nannte er sie die »Kunst der Langlebigkeit« und, etwas

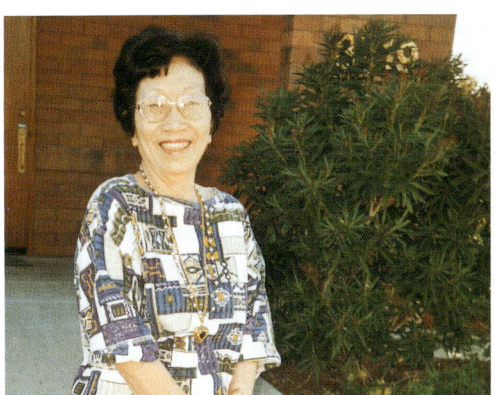

Mary Burmeister brachte das alte Wissen des Jin Shin Jyutsu in den westlichen Kulturkreis.

später, die »Kunst der Güte«, bevor er ihren treffendsten Namen fand: »Jin Shin Jyutsu«. Der Name (sprich: Dschin Schin Dschitsu) stammt aus dem Japanischen; »Jin« bedeutet »(mitfühlender, wissender) Mensch«, »Shin« »Schöpfer« oder »Geist Gottes« und »Jyutsu« Kunst.
Jiro Murais treue Schülerin Mary nannte die Kunst des Jin Shin Jyutsu später auch »NOW KNOW MYSELF« (Jetzt Erkenne Mich Selbst) und »Physio Philosophy« (Philosophie der Natur). Sie beschreibt sie folgendermaßen: »Jin Shin Jyutsu erweckt unser Bewusstsein für die einfache Tatsache, dass alles, was wir für Harmonie und Gleichgewicht mit dem Universum benötigen, sei es geistig, seelisch oder körperlich –, in uns selbst liegt. Durch dieses Bewusstsein wird ein Gefühl des vollständigen Friedens, der Gelassenheit, der Sicherheit und der inneren Einheit erweckt. Kein Mensch, keine Situation und kein Ding kann mir dies nehmen.«

Lebenslanges Studium

Mary studierte zwölf Jahre lang mit Jiro Murai. 1954 kehrte sie in die USA zurück. Es sollte noch einige Jahre dauern, bevor sie begann, das Gelernte auszuüben und an andere Menschen weiterzugeben. Sie erzählte oft in ihren Kursen, dass sie immer dachte, sie müsse zuerst alles richtig verstehen, bevor sie es weitergeben könne. Irgendwann begriff sie dann, dass das Jin Shin Jyutsu ein lebenslanges Studium ist. Es enthält alle Weisheit, Philosophie und Erfahrungen des Lebens. Natürlich können wir umso tiefer in das Verständnis des Jin Shin Jyutsu eintauchen, je mehr wir uns selbst kennen lernen; aber dennoch können wir mit der Anwendung jederzeit beginnen – auch mit unserem jetzigen Verständnis dieser Lebenskunst.
Mary machte nie Werbung für ihre Behandlungen oder Kurse; dennoch kamen immer mehr Menschen, um von ihr geströmt zu werden. Ihr Wohnzimmer wurde allmählich zu eng. Sie eröffnete ein Büro, in dem ihre treue Freundin und Kollegin Pat Meador sie bei ihrer Arbeit unterstützte. Beide lebten in ihrem einfachen SEIN die Philosophie des Jin Shin Jyutsu. Am 27.01.2008 ist Mary Burmeister friedlich eingeschlafen. Sie verabschiedete sich in ihren Kursen oft mit den Worten: »Danke und in Bedingungsloser Kosmischer Liebe verlasse ich euch physisch und werde mit euch allen ewig EINS SEIN. Möge jeder einzelne von euch den Lehrer im Inneren entdecken und die Freude sein.«

Was ist Jin Shin Jyutsu?

Jin Shin Jyutsu ist ein uns angeborenes Wissen. Alles, was wir für Harmonie und Gleichgewicht im Leben brauchen, liegt in uns. Wir müssen nicht im Äußeren nach Glücklichsein suchen. Wahres Glück kann nur von innen kommen. Wahres Glück ist ein Zustand der Seele. Mary sagte: »Ich bin kein Lehrer, sondern ich helfe euch, euer Bewusstsein zu erwecken.«

Jin Shin Jyutsu weckt unser Bewusstsein für die Erkenntnis, dass allem Leben im Universum und jedem einzelnen Körper eine »Kraft« zugrunde liegt, die Leben ermöglicht. Jiro Murai beschreibt sie als Lebensenergie, die sich aus der höchsten Quelle der Schöpfung in verschiedenen Stufen, die er Tiefen nennt, verdichtet, um das unsichtbare Bewusstsein, die Gedanken, die Emotionen und den physischen Körper zu bilden.

Vitale Lebensenergie

Die Lebensenergie manifestiert sich in unterschiedlicher Schwingung aus der Tiefe des Universums kommend bis in die Tiefe des Lebens und des individuellen Seins hinein. Im Jin Shin Jyutsu wird eine Schöpfungsgeschichte beschrieben, die sich an das japanische Weisheitsbuch *Kojiki* anlehnt. Dieser Lehre zufolge war vor dem ersten Schöpfungsimpuls das Nichts, der ewige Raum, in dem das gesamte Potenzial der Schöpfung schlummert. Durch den ersten Schöpfungsimpuls entsteht eine Bewegung, eine Vibration, die eine kosmische Ordnung hervorbringt. Es entsteht ein kosmischer Rhythmus, der den Schöpfungsgedanken in der Welt spiegelt, sodass sich die unendliche Schönheit und Kraft im Sichtbaren entfalten kann. Und alles, was in der Welt lebt, ist mit oben verbunden – mit der Urquelle, aus der die Lebenskraft strömt. Der kosmische Rhythmus bringt die Dimension des spirituellen Lichts hervor, und aus dieser formt sich unser individuelles Seelenlicht. Das ist der Körper mit den verschiedenen feinstofflichen Schichten. Eine davon ist der energetische Körper des Menschen. Hier entspringen Energieströme, die unsichtbar unser ganzes Wesen durchdringen.

Energieströme im Körper

Jin Shin Jyutsu lehrt uns, dass die Lebensenergie unseren Körper in einer ganz bestimmten Gesetzmäßigkeit durchfließt. Sie bewegt sich innerhalb bestimmter Ströme

Über den Hauptzentralstrom und die beiden Betreuerströme fließt die universelle Lebensenergie durch den individuellen Körper: vorne am Körper hinab und hinten am Körper wieder hinauf.

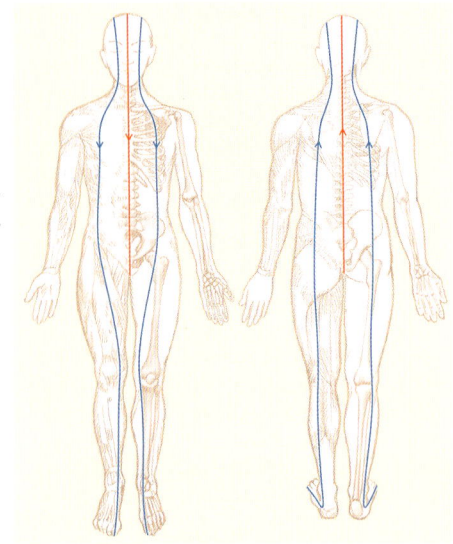

und verbindet die universelle feinstoffliche Energie mit der aufbauenden und nährenden Lebensenergie innerhalb des Körpers. Auf den Betreuerströmen entspringen auf jeder Körperhälfte 26 »Sicherheits«-Energieschlösser (SES) – energetische Zentren, die etwas größer als Punkte sind (siehe S. 48ff.). Sie haben einen Durchmesser von etwa sieben Zentimetern. Über diese Energieschlösser können wir durch Berührung auf unser Energiefeld einwirken. Im Jin Shin Jyutsu halten wir meist zwei dieser Schlösser gemeinsam und verweilen dort eine gewisse Zeit, bis wir ein Pulsieren unter unseren Fingern spüren. Auf diese Weise wecken wir eine blockierte Energie wieder auf und bringen Harmonie in unser System.

Der Hauptzentralstrom

Der erste Energiestrom, der sich im Menschen bildet, ist die so genannte Hauptzentrale Universelle Harmonisierungsenergie oder, einfacher ausgedrückt, der Hauptzentralstrom. Seine Energie steigt in der Körpermitte vorne ab und hinten wieder auf. Wie eine große Energiequelle versorgt er uns mit lebensspendender Kraft. Jiro Murai nannte ihn »die göttliche Präsenz im ehrwürdigen Zentrum des Universums«. Er ist »Ur-Feuer« und »spirituelle Flamme«, die zu lodern beginnt. Er ist der »Lebensatem für mich selbst«. Da im Hauptzentralstrom universelle Energie fließt, kann sein Rhythmus nie zerstört werden. Durch unsere Denk- und Lebensweise kann der Zufluss aus der großen Quelle allerdings behindert werden. Aus der Mitte des Hauptzentralstroms heraus entwickeln sich alle weiteren Ströme.

Der Strom in unserer Mitte

- Den Hauptzentralstrom können wir täglich zur Energieversorgung anwenden.
- Gleich morgens nach dem Aufwachen hilft er uns, fit und wach zu werden für den Tag. Er steigert die Konzentration und hilft uns, ausgerichtet zu sein, vor allem auch dann, wenn wir einen schwierigen Tag vor uns haben.
- Als Strom, der im Zentrum des Körpers fließt, kann er uns geistig, emotional und körperlich in unsere Mitte bringen. Er hilft bei depressiven Verstimmungen, Ängsten und Unsicherheiten sowie auch bei Projekten mit der Wirbelsäule (im Jin Shin Jyutsu sprechen wir positiver von »Projekten«, nicht von Problemen; siehe S. 22).
- Durch die Anwendung kann das gesamte endokrine Drüsensystem, d. h. alle Drüsen mit innerer Sekretion, harmonisiert werden. Endokrine Drüsen steuern den Stoffwechsel und stellen durch die Hormone als Botenstoffe eine Verbindung zum Energiekörper her. Wenn sie gesund sind, arbeitet alles in vollkommener Harmonie zusammen.
- Der Hauptzentralstrom kann zu jeder Tageszeit angewendet werden.
- Wird er regelmäßig morgens geströmt, kann er die Stuhlentleerung fördern.
- Wird er abends geströmt, hilft er beim Entspannen und Abschalten vom Tagesgeschehen.

Übung: Hauptzentralstrom

Legen Sie sich bequem auf eine Matte oder ein Sofa. Lassen Sie Ihre Schultern fallen und verwenden Sie dafür – falls nötig – einige zusätzliche Kissen unter den Armen. Lauschen Sie nach innen und warten Sie bei jedem Schritt, bis Sie unter den Fingern den harmonischen Rhythmus des Pulses spüren. Gehen Sie erst dann zum nächsten Schritt weiter. Machen Sie sich keine Sorgen, falls Sie nichts spüren sollten: Halten Sie dann einfach jede Position für etwa drei bis fünf Minuten. Sie sind der Künstler, Sie können selbst entscheiden.

1. Schritt: Legen Sie die rechte Hand oben auf den Kopf und die Finger oder die Handinnenfläche der linken Hand auf die Mitte der Stirn zwischen die Augenbrauen. Der Griff belebt die geistige Vitalität und beugt Senilität vor. Er hilft dem klaren Denken und steigert das Erinnerungsvermögen. Durch diese Haltung werden Thalamus, Zirbeldrüse und Hirnanhangsdrüse harmonisiert.

2. Schritt: Die rechte Hand bleibt bis einschließlich des vorletzten Schrittes immer auf dem Kopf. Legen Sie die Finger der linken Hand auf die Nasenspitze. Dieser Schritt harmonisiert die Fortpflanzungsorgane und die Energie der Körperoberfläche.

3. Schritt: Legen Sie die Finger oder die Handfläche der linken Hand auf das obere Ende des Brustbeins. Mit diesem Schritt werden die Schilddrüse erreicht, die den Stoffwechsel reguliert, und die Nebenschilddrüse, die den Kalziumhaushalt im Blut harmonisiert.

4. Schritt: Legen Sie die linke Hand auf die Mitte des Brustbeins. Die rechte Hand liegt immer noch oben auf dem Kopf.

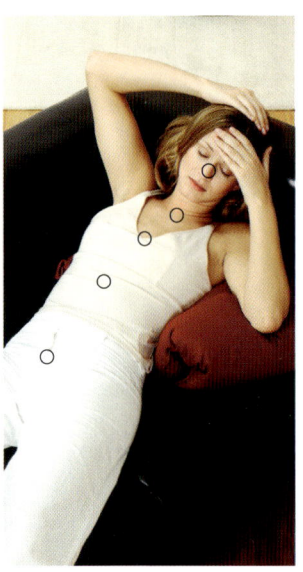

Die Harmonisierung des Hauptzentralstroms besteht aus sieben Schritten, bei denen jeweils zwei »Sicherheits«-Energieschlösser geströmt werden. Bei Schritt 1 (siehe Abbildung) liegt die rechte Hand auf dem Kopf und die linke in der Mitte der Stirn. Die Lage der anderen »Sicherheits«-Energieschlösser ist durch einen Kreis gekennzeichnet.

Mit diesem Schritt helfen wir der Atmung und der Lunge. Gleichzeitig erreichen wir die Thymusdrüse, die eine wesentliche Rolle für unser Immunsystem spielt. Dort liegt der Ort, der uns befähigt, die reine Liebe auszudrücken.

5. Schritt: Legen Sie die linke Hand an das untere Ende des Brustbeins direkt oberhalb des Sonnengeflechts (Solarplexus). Durch diesen Griff harmonisieren wir die Milzenergie. Die Milz ist das Tor, das Sonnenäther empfängt, der für unser gesamtes Nervensystem von äußerster Wichtigkeit ist. Diese Stelle ist ein wirklicher Kraftplatz, der uns mit der nötigen Lebensenergie versorgt. Ebenfalls unterstützt sie die Nebennieren, die das Stresshormon Adrenalin regulieren und Einfluss auf unser Herz-Kreislauf-System nehmen. Neben den Bauchorganen beeinflusst der Griff auch die Verdauung.

6. Schritt: Legen Sie die linke Hand über den oberen Rand des Schambeinknochens. Hier wird die gesamte absteigende Energie harmonisiert. Der Griff reguliert die Fortpflanzungsorgane, hilft, physische Stabilität aufzubauen, und stärkt die Wirbelsäule.

7. Schritt: Beim nächsten Schritt bleibt die linke Hand am Schambein, während die rechte Hand nun vom Kopf zum Steißbein wandert. Sie können an dieser Stelle entweder mit der Handinnenseite oder mit dem Handrücken halten.

Dieser letzte Griff harmonisiert vom Kopf bis zu den Füßen und von den Füßen bis zum Kopf. Er hilft bei allen Projekten mit den Beinen und wird vor allem zur Erdung und zum Wärmen von kalten Füßen verwendet. Zudem unterstützt er die Fortpflanzungsenergie.

Die Betreuerströme

Als Nächstes entstehen zwei weitere Energieströme, die so genannten Betreuerströme. Sie fließen auf der linken und rechten Körperhälfte vorne hinunter und hinten wieder hinauf und betreuen die beiden Körperhälften. Sie stehen für die Polarität und die Gegensätze.

Der linke Strom steht für das männliche, aktive und ausatmende Prinzip, der rechte für das weibliche, empfangende und einatmende Prinzip. Hier werden die polaren Kräfte wahrnehmbar: Gut und Böse, Licht und Finsternis, Leben und Tod, Yin und Yang. Das Erkennen der Gegensätze führt uns vom Nicht-Wissen zur Weisheit. Auf der Ebene der Betreuerströme ent-

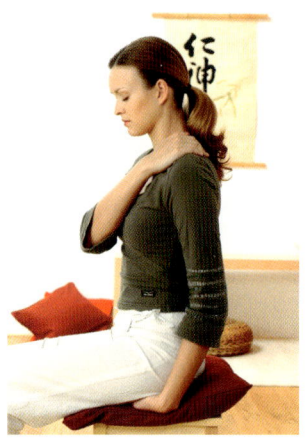 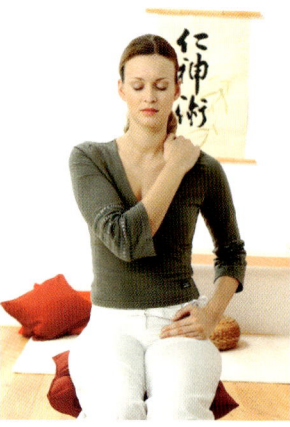

Um der absteigenden Energie zu helfen, werden SES 11 und 25 geströmt (Bild links), um der aufsteigenden Energie zu helfen, SES 11 und 15 (Bild rechts).

steht die Fähigkeit zu denken und zu differenzieren. Sie betreuen die zugehörige Körperseite und lassen die 26 »Sicherheits«-Energieschlösser entspringen. Die Betreuerströme halten den Menschen aufrecht und aufrichtig. Sie harmonisieren alles, was den Rücken belastet, helfen bei Skoliose (Wirbelsäulenverkrümmungen) und Bandscheibenvorfällen und harmonisieren die Verdauung sowie die Atmung.

Übung: Betreuerströme

Durch die folgende einfache Sequenz können die beiden Betreuerströme in Harmonie gehalten werden. Bei der Anwendung der Sequenz werden gleichzeitig die Gedanken harmonisiert.

- Um Spannungen auf der linken Körperhälfte zu harmonisieren, legen Sie Ihre rechte Hand über die linke Schulter. Halten oder strömen Sie »Sicherheits«-Energieschloss 11 (siehe dazu auch S. 48ff.). Legen Sie gleichzeitig Ihre linke Hand unter den linken Sitzknochen an »Sicherheits«-Energieschloss 25. Dieser Griff hilft vor allem der absteigenden Energie und damit allem, was sich oberhalb der Taille staut. Er hilft bei Spannungen und Stress in Bauch und Darm.

- Um der aufsteigenden Energie und damit allem, was sich unterhalb der Taille staut, zu helfen, legen Sie die rechte Hand auf die linke Schulter (»Sicherheits«-Energieschloss 11) und die linke Hand in die linke Leistenbeuge (»Sicherheits«-Energieschloss 15). Hilft bei geschwollenen, schmerzenden Beinen und dem Becken.
- Die linke Seite harmonisiert alles, was wir aus der Vergangenheit mitbringen.
- Die rechte Seite harmonisiert alles, was wir jetzt durch unseren Lebensstil anhäufen.
- Um die rechte Körperhälfte zu harmonisieren, kehren Sie die Sequenz einfach um.

Diagonale Vermittlerströme

Aus den beiden Betreuerströmen entspringen wiederum zwei weitere Energieströme, die Diagonalen Vermittlerströme. Sie bringen die Betreuerströme in Bewegung und verbinden sie mit dem Hauptzentralstrom, der durch die Mitte des Körpers fließt.

Aus ihrem Weben, dem Hin- und Herfließen der Energie, entfaltet sich die Vielfalt: Die zwölf Organströme werden geboren. Sie bilden somit den Übergang von den subtileren Energien zu den dichteren Energien im Körper. Sobald die beiden Pole der Betreuerströme entstanden sind, wird sofort die dritte Kraft geboren, die im Jin Shin Jyutsu Diagonale Vermittler Universelle Harmonisierungsenergie, kurz: Vermittlerstrom, heißt. Diese Kraft bringt alles in Bewegung. Sie bringt den ewigen Wandel, das Fließen des Lebens hervor.

Dem Vermittlerstrom ist das Element Wasser zugeordnet, das in Beziehung zu unseren Gefühlen und Emotionen steht. Die Emotionen wollen fließen. Die Energie möchte fließen. Stagnierende, verkrustete Gefühle und Gedanken verhärten sich zu Einstellungen, die zu den Hauptursachen der Disharmonien in den Körperenergien gehören.

Der Vermittlerstrom hilft uns zu erkennen, dass Leben ewiger Wandel ist. Er vermittelt uns, dass in Harmonie sein bedeutet, sich beide Seiten einer Geschichte anzuhören, dass es bedeutet, beide zu verstehen. Alles, was uns geistig, emotional oder körperlich aus dem Gleichgewicht bringt, kann durch diesen Strom harmonisiert werden. Er kann die verkrustete Grundhaltung eines Menschen auflösen, die oft die Grundlage chronischer und langwieriger Erkrankungen ist. Er gleicht Alltagsstress aus und hilft beim Entspannen. Da er in den Arm hineinfließt, hilft er bei Schmerzen in den Armen und Handgelenken, bei Schulterschmerzen sowie bei Schwierigkeiten mit der Atmung.

Übung: Vermittlerströme

- Sie können diesen Strom im Sitzen oder Liegen praktizieren.
- Legen Sie für die linke Körperseite die rechte Hand auf die linke Schulter an das »Sicherheits«-Energieschloss 3.
- Bilden Sie mit der linken Hand einen Kreis, indem Sie den Daumen auf den Nagel des Ringfingers legen.
- Bringen Sie nun die Knie zusammen, sodass sie sich an der Innenseite berühren.
- Um die rechte Körperhälfte zu harmonisieren, können Sie die Sequenz einfach umkehren.

Die zwölf Organströme

Die zwölf Energieströme, die aus den Diagonalen Vermittlerströmen entstehen, haben zahlreiche Funktionen; u. a. bilden sie die physischen Organe und versorgen diese mit Energie.

Vergleichbar mit den Ästen der Arterien und Venen, die von einer Hauptschlagader ausgehen und sich immer weiter in den Körper hinein bis zu feinsten Blutgefäßen verzweigen, bilden sich auch die Energiekanäle im Körper immer differenzierter aus – bis hin zu einer Gesamtzahl von 144 000.

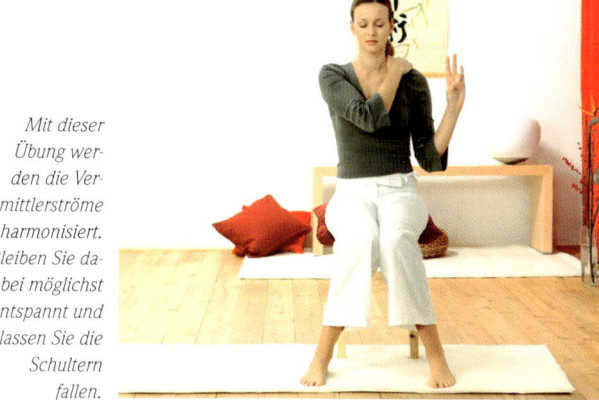

Mit dieser Übung werden die Vermittlerströme harmonisiert. Bleiben Sie dabei möglichst entspannt und lassen Sie die Schultern fallen.

Eine Lebenskunst

Jiro Murai nannte Jin Shin Jyutsu eine Lebenskunst. Das bedeutet, dass wir nicht Sklave unserer Lebensumstände sein müssen. Das Jin Shin Jyutsu befähigt uns, über unsere persönlichen Probleme hinauszuschauen und den größeren Zusammenhang zu erkennen, in den wir eingebettet sind. Dadurch erscheinen uns die Unannehmlichkeiten des Alltags weit weniger dramatisch, und wir entdecken Leichtigkeit und Freude in uns. Anstatt uns immer nur darauf zu konzentrieren, was in unserem Leben gerade nicht funktioniert, beginnen wir, die vielen kleinen Dinge wahrzunehmen, die positiv sind.

Der erste Schritt zur Veränderung ist die Wahrnehmung. Beim Jin Shin Jyutsu werden wir uns bewusster, wie wir denken. Denn oft rutschen wir automatisch in die immer gleichen, uns begrenzenden negativen Gedanken. Auch wenn wir sie noch nicht sofort ändern können, hilft uns schon das Bewusstwerden dieser Haltung.

Jin Shin Jyutsu ist die Kunst, MICH SELBST ZU ERKENNEN. Eine Kunst ist keine Technik. Sie erfordert Verständnis, wird kreativ angewendet und ist somit natürlich und einfach.

Wir können durch das Jin Shin Jyutsu alle Dimensionen des Menschen harmonisieren. Es hilft nicht nur dem Körper, ins Gleichgewicht zu kommen, sondern auch der Seele und dem Geist: »Der Mensch enthält in sich alles Wissen und alle Weisheit, die zur Heilung erforderlich sind.« (Paracelsus).

Strömen fördert die körperliche Gesundheit

- Indem die Lebensenergie ungehindert fließt, können alle Zellen, Gelenke und Gewebeschichten besser versorgt werden.
- Der Körper wird effektiver entgiftet.
- Der Stoffwechsel wird angeregt, Organe werden in ihrer Funktion gestärkt.
- Der Körper gerät in eine tiefe Entspannung und gleicht vegetative und funktionelle Störungen aus.
- Kreislauf und Verdauung werden auf sanfte Weise angeregt und harmonisiert.
- Das Immunsystem wird gestärkt.

Strömen fördert die seelische Gesundheit

- Die Stimmung hellt sich auf, depressive Verstimmungen verschwinden.

Eine Lebenskunst

- Das Verständnis für Lebenszusammenhänge wird gefördert, das Selbstbewusstsein wird gestärkt.
- Alte Verhaltensmuster werden aufgelöst.
- Die Einstellungen – Sorgen, Ängste, Wut, Trauer und Bemühung (siehe S. 36f.) – werden harmonisiert.
- Emotionale Verletzungen können heilen.
- Die Ausstrahlung verbessert sich.

Strömen fördert spirituelle und geistige Harmonie

- Negative Gedankenmuster lösen sich auf.
- Krank machende, destruktive Glaubenssätze werden positiv verändert und verwandelt.
- Gelassenheit und Heiterkeit entwickeln sich.
- Neue »Aha-Erlebnisse« können entstehen.
- Die geistige Klarheit wird gefördert.
- Spirituelle Einsichten werden vermehrt gewonnen.
- Das Bewusstsein erweitert sich.

Universelle Lebensenergie

In fast allen Kulturen gibt es Vorstellungen von einer universellen Kraft, die alle Dinge durchdringt und in Bewegung setzt. Diese universelle Energie kommt vom Ursprung der Schöpfung.

Ob wir sie nun Prana nennen (wie die Inder), Chi (wie die Chinesen) oder Ki (wie die Japaner) – gemeint ist immer dieselbe pulsierende Kraft, die allem Leben innewohnt.

Auch die moderne Wissenschaft hat inzwischen herausgefunden, dass alle Materie letztlich Energie ist. Max Planck formulierte dies in einer Rede folgendermaßen: »Und so sage ich nach meinen Erforschungen des Atoms dieses: Es gibt keine Materie an sich. Alle Materie entsteht und besteht nur durch eine Kraft, welche die Atomteilchen in Schwingung bringt und sie zum winzigsten Sonnensystem des Alls zusammenhält.« An anderer Stelle sagt er: »Materie an sich gibt es nicht, es gibt nur den belebenden, unsichtbaren, unsterblichen Geist als Urgrund der Materie [...], den ich mich nicht scheue, Gott zu nennen.«

Fluss der Energie

Die vitale Lebensenergie fließt in ganz bestimmten Mustern durch unseren Körper. Wenn sie ungehindert fließen kann, sind wir geistig, seelisch und körperlich gesund. Die Lebensenergie kann jedoch durch unsere Denkweise und emotionale Haltung sowie durch Stress, negative Ess- und Arbeitsgewohnheiten, Verletzungen und erbliche Belastung beeinträchtigt werden.

Wenn unsere Psyche die Eindrücke des Lebens nicht mehr verdauen kann, werden sie im Körper eingelagert, und es entstehen Verhärtungen und schmerzhafte Verspannungen. Die Lebensenergie ist blockiert, festgehalten, umgeleitet, sie verliert an Kraft.

Ähnliches passiert durch Verletzungen und Unfälle oder eine lang andauernde, einseitige körperliche Betätigung. Die blockierte Energie kann dann Disharmonie in uns und unserem Leben verursachen. Das Wissen um die Lebensenergie als Grundlage der gesamten Schöpfung kann uns helfen, bewusster durchs Leben zu gehen, d. h. in Übereinstimmung mit den Gesetzen der Natur, mit den Kräften der Jahreszeiten, mit dem Wechsel von Anspannung und Entspannung sowie mit dem Wechsel von Aus- und Einatmung.

Dieses Wissen, d. h. die Erkenntnis von der Zusammengehörigkeit aller Gegensätze, führt uns zum Erkennen der Einheit, der einen Quelle, die hinter allen Gegensätzen steht. Es führt uns zu Gesundheit und Wohlergehen.

Mich selbst kennen lernen, mir helfen lernen

Ich erlebe immer wieder in meiner Praxis, dass die Menschen im Grunde ganz genau wissen, was sie brauchen; und doch ist es schwierig, diese Bedürfnisse auch zu leben.

So brauchen wir oft einen sichtbaren körperlichen Grund, also eine Krankheit, um unserer Umgebung und uns selbst zu zeigen, dass wir eine Pause brauchen. Wir können ja nicht einfach von der Arbeit fernbleiben, weil die Seele vielleicht etwas verdauen muss. Und so machen wir weiter, bis der Körper uns einen triftigen Grund gibt, um in eine langsamere Gangart zu wechseln. Dann werden wir plötzlich krank, und jeder kann es sehen.

Und da wir eigentlich bereits gespürt hatten, dass etwas nicht in Ordnung ist, können wir dann auch unser Schicksal annehmen und sogar dankbar sein, dass nicht noch mehr passiert ist. Mary Burmeister erklärte, wie das Lösen von Spannungen in der Kunst des Jin Shin Jyutsu geschieht: »Es geht nicht darum, was ich ›hinzufügen‹ kann, um meine Spannungen zu lösen, sondern darum, wie ich die Gründe meiner Disharmonie ›aufschließen‹ kann.«

Das Geheimnis unserer Hände

»Gott hat keine anderen Hände als die deinen« lautet eine Weisheit aus dem Kloster Ottilien in Walzenhausen. In unseren Händen können wir das Pulsieren der Lebensenergie deutlich spüren. Unbewusst legen wir sie im Alltag auf verschiedene Körperstellen, da wir es als wohltuend empfinden. Wir halten z. B. eine schmerzende Stelle am Körper oder legen die Hand auf die Stirn, wenn wir nachdenken. Auch bei anderen Menschen wenden wir dieses innere Wissen intuitiv an, wenn wir etwa Kinder beruhigen indem wir die Hände auf ihren Rücken legen.

In der Anwendung der Kunst des Jin Shin Jyutsu lernen wir, dass es die universelle Energie des Lichts ist, die durch die Hände jedes Menschen fließt. Mary vergleicht die Hände mit einem Kanal, durch den die unendlichen ästhetischen Kräfte des Schöpfers fließen.

Das Strömen

In der Anwendung des Jin Shin Jyutsu legen wir unsere Finger oder die gesamte Handfläche auf die gewünschte Körperstelle über die Kleidung. In der Regel werden zwei »Sicherheits«-Energieschlösser (siehe S. 48ff.) gleichzeitig gehalten, damit die Energie zwischen diesen beiden Polen ins Fließen kommen kann. Mary vergleicht unsere Hände mit Starthilfekabeln, die der leergelaufenen Batterie Körper einen Impuls geben, sich durch die universelle Kraft wieder neu aufzuladen. Die Energie kann dann wieder ungehindert durch den Körper strömen. Aus diesem Grunde spricht man bei der Anwendung des Jin Shin Jyutsu, die wir entweder an uns selbst oder an anderen vornehmen können, auch vom Strömen. Gestörmt wird eine Stelle im Allgemeinen so lange, bis ein kräftiges Pulsieren in den Fingern oder in der Handfläche wahrnehmbar ist. Das Pulsieren ist ein Zeichen dafür, dass Energie fließt. Auch derjenige, der gestörmt wird, spürt anschließend ein angenehmes Strömen im eigenen Körper.

Hände nebeneinander auflegen

Die Methode, die Hände nebeneinander aufzulegen, bietet sich bei Schmerzen aller Art und besonders bei Verbrennungen an. Bei nässenden Brandblasen sollten die Hände nicht direkt auf den Körper gelegt, sondern schwebend darübergehalten werden. Wenn die Hände sofort nach der Verbrennung für etwa 30 bis 60 Minuten auf die verletzte Körperstelle gelegt werden können, kann das Strömen sogar die Bildung von Brandblasen und Narben verhindern. Zudem ist es wichtig, die betreffende Stelle anschließend täglich zwei- bis dreimal zu halten.

Linke Hand über der rechten

Bei blutenden Wunden oder einem Leistenbruch, wenn also unerwünschterweise etwas aus dem Körperinneren nach außen fließen oder drücken möchte, wird zuerst die rechte Hand auf oder über die Körperstelle und anschließend die linke Hand über die rechte gelegt. Diese Haltung hilft dabei, die Energie in den Körper hineinzuleiten.

Rechte Hand über der linken

Um etwas herauszuziehen, z. B. einen Splitter, eine Zecke oder das Gift einer Mücke, wird zuerst die linke Hand auf die betreffen-

Wenn Sie die rechte Hand auf den Körper legen und die linke darüber (Bild links), lenken Sie die Energie ins Körperinnere; liegt die rechte Hand über der linken (Bild rechts), lenken Sie die Energie aus dem Körper heraus.

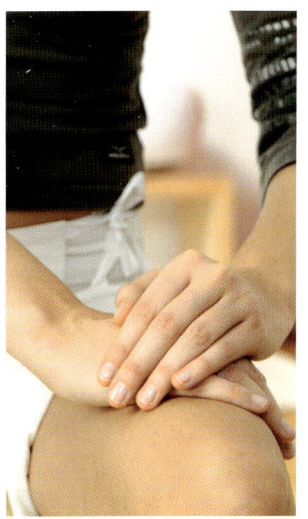
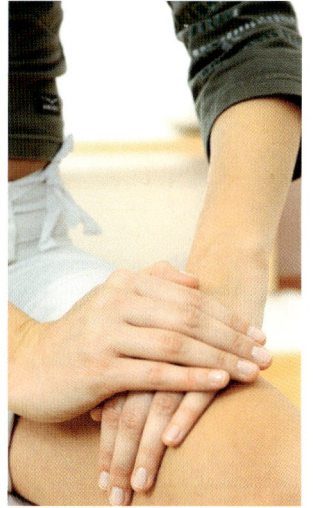

de Körperstelle und anschließend die rechte Hand darüber gelegt. Dieser Griff hilft z. B. auch, einen Pickel zur Reife zu bringen oder den Eiter aus einer Wunde zu ziehen. Das Strömen mit der rechten Hand über der linken lenkt die Energie aus dem Körper heraus.

Die Hände als »Starthilfekabel«

Im Jin Shin Jyutsu geht man davon aus, dass die Energie in den beiden Händen unterschiedlich fließt: Aus der rechten Handfläche strömt die Energie heraus und von den Fingerspitzen zum Handgelenk hin, in die linke Handfläche strömt die Energie hinein und vom Handgelenk zu den Fingerspitzen hin. Durch diese Polarität bewirken die Hände eine unterschiedliche Flussrichtung.

Mary vergleicht die Hände mit Starthilfekabeln; indem wir sie bei uns oder bei anderen auflegen, helfen wir, dass sich die persönliche Lebensbatterie durch die große Energiequelle des Kosmos wieder auflädt. Dabei sind wir die Energiequelle nicht selbst, sondern eher ein Gefäß, das die Energie aus der kosmischen Quelle empfängt und wieder abstrahlt. Je weniger dieses Gefäß mit eigenen Dingen wie Gedanken oder Emotionen gefüllt ist, umso klarer kann es die Lichtenergie, die aus der göttlichen Quelle kommt, durchstrahlen lassen.

Im Jin Shin Jyutsu wird beim Strömen mit 26 so genannten »Sicherheits«- Energieschlössern (SES) auf der linken Körperseite und 26 »Sicherheits«-Energieschlössern auf der rechten Körperseite gearbeitet (siehe S. 48ff.). Die Zahl 26 bedeutet Vollständigkeit. Jedes einzelne Energieschloss weist durch die Bedeutung seiner Zahl und Lage auf ein bestimmtes Thema hin. Die Schlösser bilden energetische Zentren am Körper, die – von einem punktuellen Mittelpunkt ausgehend – bis zu einem Durchmesser von etwa einer Handbreite groß sind und auf unterschiedlichen Energiebahnen liegen. Wenn wir zwei dieser Energieschlösser gemeinsam halten, geben wir durch die Lichtenergie in unseren Händen einen Impuls an die Energieschlösser. Deren Schwingung wird verstärkt und die Energie in den Stömen kommt wieder ins Fließen.

Ich bin nicht der Macher

Mary Burmeister sagt: »Derjenige, der strömt, der das Starthilfekabel ist, ist nur ein Zuschauer. Der Geströmte ist derjenige, der sich selbst heilt.« Wenn wir die Finger oder die »Sicherheits«-Energieschlösser bei uns selbst oder bei anderen halten, tun wir selbst also nichts. Wir legen unsere Hände mit unserem Wissen auf die entsprechende Stelle und sind einfach Beobachter. Dabei können wir uns sogar unterhalten, die Energie fließt trotzdem. Wenn wir allerdings mit unserer Aufmerksamkeit in unseren Händen sind und mit unserem Herzen hinfühlen, was das Energieschloss uns mitteilen möchte, ist die Wirkung stärker.

Was geschieht beim Strömen?

Da Sie nichts »machen«, werden Sie auch nicht müde beim Strömen. Sie geben nicht Ihre eigene Energie, sondern lassen ES strömen. Dadurch nehmen Sie auch keine Energie vom Geströmten auf. Je weniger Sie sich in den Weg stellen, umso besser kann die Energie fließen.
Dieses Fließen kann als rhythmisches Pulsieren, Kribbeln oder Ziehen, als Wärme- oder Kältegefühl erlebt werden. Jeder Mensch nimmt Energie unterschiedlich wahr. Setzen Sie sich nicht unter Druck, wenn Sie am Anfang noch nichts spüren. Die meisten Menschen haben sich ihr Leben lang nur mit der Materie, dem Sichtbaren, befasst, und so kann es einige Zeit dauern, bis auch das Unsichtbare wahrgenommen werden kann.

Probleme in Projekte verwandeln

Wenn der Arzt einem kranken Menschen die Diagnose mitteilt, stellt sie meist nicht nur für den Betroffenen einen Schock dar, sondern auch für die Menschen in seinem Umfeld – vor allem wenn es sich um eine schwerwiegende Krankheit handelt. Oft projizieren auch die Angehörigen ihre Ängste mit hinein, und die Erkrankung wird zu einem unlösbaren Problem.
Probleme aber machen wiederum Angst, und diese lähmt uns in unseren Handlungen. Das Strömen hingegen lindert nicht nur Beschwerden, sondern bietet auch eine Möglichkeit, selbst aktiv zu werden und etwas zu verändern. Deshalb sprechen wir im Jin Shin Jyutsu in Bezug auf Krankheiten von Projekten, an denen wir arbeiten können, nicht von Problemen. Auf diese Weise fühlen wir uns dem Problem nicht hilflos ausgeliefert.
Zudem lernen wir, Verantwortung für uns selbst zu übernehmen, denn, wie auch Mary sagte: »Mein Leben liegt in meiner Verantwortung.«

Die Einfachheit der Selbsthilfe

Jin Shin Jyutsu ist einfach – diese Erkenntnis zog sich wie ein roter Faden durch Marys Kurse. In der Vielfalt der Anwendungsmöglichkeiten verwies sie immer wieder auf das Wesentliche. Es gibt nur eine Ordnung der Harmonie im Universum, die sich auch in uns widerspiegelt.

Früher wurde die Lebenskunst des Jin Shin Jyutsu in den Großfamilien in Japan als Selbsthilfe praktiziert. Das Wissen wurde von Generation zu Generation weitergegeben, bis es allmählich in Vergessenheit geriet. Nach der Wiederentdeckung durch Jiro Murai wurde es auch den Menschen im Westen geschenkt.

Mary lehrt: »Bevor ich nicht in der Lage bin, mir selbst zu helfen, kann ich auch anderen nicht helfen. Ich habe Meister Jiro Murai nicht all die Jahre zugehört, um anschließend der ganzen Welt zu helfen. Ich lauschte ihm, um mich selbst zu erkennen. Erst 17 Jahre später traute ich mich, meine Hände bei anderen aufzulegen.« Für die Selbstanwendung des Jin Shin Jyutsu gibt uns Mary ganz einfache Griffe. Durch das Berühren lenken wir unsere Aufmerksamkeit nach innen und lassen die unruhige Welt um uns herum los. Wir fühlen nach innen. Sich selbst zu strömen bedeutet, sich selbst eine liebevolle Berührung zu schenken.

Gerade bei einer schweren Krankheit machen Menschen immer wieder die Erfahrung, dass eine solche Berührung dabei helfen kann, sich selbst und die Krankheit anzunehmen. Denn durch die Berührung wird Bewusstsein erzeugt, und Bewusstsein verändert. Plötzlich wissen wir: Wir sind getragen, wir sind trotz unserer Krankheit seelisch und geistig heil. Der Körper schmerzt zwar, aber innerlich sind wir gesund und stabil. Durch Bewusstsein entsteht Selbsterkenntnis. Wenn wir z. B. krank sind, ist es hilfreich, die Ursachen der Erkrankung zu erkennen, um herauszufinden, was uns wieder heil machen kann.

Geströmt werden

Alle Griffe, die für die Selbsthilfe angegeben werden, können auch bei anderen Menschen Anwendung finden.

Ich selbst habe sehr viel über das Halten der Energieschlösser gelernt, als ich mich von Mary strömen ließ. Es gab Stellen an meinem Körper, die besonders schmerzhaft waren. Vor allem an den Schultern hatte ich oft das Gefühl, als ob Mary Löcher hineinbohrte. Nach kurzer Zeit des Gehaltenwerdens beobachtete ich, wie meine innere Spannung förmlich wegschmolz, und gleichzeitig löste sich der Schmerz auf. Gurgelnde Geräusche drangen aus der Tiefe meines Rumpfes. Mein Atem wurde tief und gleichmäßig. Marys Finger fühlten sich jetzt ganz warm an. Sie fügte noch hinzu: »Es ist nicht der Druck meiner Finger, sondern eine innere Blockade der Lebensenergie und deine eigene innere Spannung, die den Schmerz auslösen. Durch das Berühren wird sie spürbar und dir bewusst. Das ist das Geheimnis.« An anderen Stellen fühlten sich Marys Hände leicht wie eine Feder an.

Wir verändern uns

Das Strömen verändert uns auf ganz sanfte Weise. Wir selbst erkennen den Unterschied kaum, wir spüren nur, dass wir uns wohler fühlen. Wir können uns dabei ganz fallen lassen, denn unser Körper hat seine eigene Intelligenz. Er weiß selbst, was er zuerst reinigen muss. Zuerst wird das harmonisiert, was für das gesamte Wesen am wichtigsten ist. Erst dann werden einzelne Projekte angegangen. Deshalb ist es so wichtig, kontinuierlich zu strömen, nicht aufzuhören, und eventuell anhaltende Schmerzen als eine Art Motor zu betrachten, der uns anspornt, weiter an uns zu arbeiten und uns dabei weiterzuentwickeln.

Anwenden der Kunst

Die meisten Menschen wenden Jin Shin Jyutsu erst dann wirklich regelmäßig an, wenn sie eigene Erfahrungen mit der Selbsthilfe oder dem Geströmtwerden machen durften. Mary vergleicht die Anwendung mit den Früchten eines Baums: Die Gesunderhaltung des Körpers durch das praktische Strömen ist wie das Ernten dieser Früchte.

Der Mensch als Baum

Doch nicht nur für das Strömen verwendet Mary das Bild des Baums; auch den Menschen selbst vergleicht sie mit einem Baum – der seine Wurzeln allerdings im Himmel hat. Dabei entsprechen die Wurzeln darüber hinaus dem Bewusstsein und dem Geist, der Stamm entspricht dem Verstehen und der Seele und die Früchte entsprechen der Anwendung, der Erde und dem Körper. Damit der Baum schöne Früchte (einen gesunden Körper) hervorbringt, muss er sorgfältig gepflegt werden – von der Pflege des Stamms und der Äste bis zum Veredeln des Baums.

Um den Körper gesund zu erhalten, müssen wir verstehen, was er braucht. Dazu ist ein harmonischer Lebensstil wichtig, in dem Arbeit und Entspannung, Familie und Freunde, gesunde Ernährung und eine ausgeglichene emotionale Haltung gleichermaßen von Bedeutung sind wie das Entdecken eines Lebenssinns. Die Seele möchte genährt, die Sehnsucht nach Erfüllung und Glückseligkeit gestillt werden. Zum Verstehen gehört auch zu wissen, dass wir unsere Probleme (Disharmonien) nicht mit derselben Geisteshaltung lösen können, mit der wir sie erschaffen haben. Um gesunde Früchte ernten zu können, müssen auch die Wurzeln des Baums gepflegt werden. Er braucht fruchtbaren Boden sowie regelmäßig Wasser und Nährstoffe. Mary vergleicht die Wurzeln des Baums mit unserem Bewusstsein. Während der Baum seine Wurzeln in der Erde hat, sind die Wurzeln des Menschen im Himmel verankert. Aus dem Ursprung der Schöpfung, aus der ewigen Herrlichkeit des Göttlichen empfängt der Mensch die Lebenssäfte. Durch unser Bewusstsein erkennen wir, was wir benötigen, um in Harmonie zu leben. Wir werden uns bewusst, dass wir vielleicht unsere Gewohnheiten ändern müssen. Wir werden uns bewusst, dass wir unser Leben selbst in die Hand nehmen können und nicht hilflos ausgeliefert sind. Zur Pflege der Wurzeln gehört auch die Verbindung zu unseren Ahnen. Sie haben die Welt von heute gebaut und uns das Leben geschenkt. Wie stehen wir zu unseren Eltern und Großeltern? Wie gehen wir mit alten Menschen um? Diese Fragen wirken bis in unser Befinden hinein. Durch die Strömübungen, sei es an uns selbst oder durch die Behandlung eines erfahrenen Praktikers, werden alle Teile des Baums »Mensch« berührt. Wie der Lebenssaft den Baum von den Wurzeln bis zu den Früchten durchströmt, so fließt die Lebensenergie im Menschen durch die drei Seinsebenen Körper, Geist und Seele.

Über den Körper zu Geist und Seele

Durch das Berühren des Körpers erhalten wir einen Zugang zu den anderen Ebenen in uns. Bei der Anwendung der Griffe beginnen wir, nach innen zu lauschen. Dabei kann ein möglicherweise verloren gegangener Dialog zwischen Körper und Verstand entstehen. Denn in unserem Alltag überlistet der Verstand oftmals die körperlichen Bedürfnisse. Er zwingt den Körper aus

Pflichtgefühl zu überlangen Arbeitszeiten, zu einem Essen, das er nicht verträgt, zum Wachbleiben, obwohl er müde ist. Dazu kommen noch Trägheit und schlechte Gewohnheiten.

Reaktionen auf das Geströmtwerden

Meist fühlen wir uns nach den ersten Selbsthilfeübungen gleich schon wohler und entspannter, oder wir spüren, dass unser Körper verspannt ist und wir ihn vernachlässigt haben. Unser aktueller Zustand wird uns bewusst. Dazu kann z. B. auch gehören, dass eine in uns schlummernde Erkältung an die Oberfläche tritt und auf dem Weg zur Heilung akut wird, wenn die Selbstheilungskräfte angeregt werden. Jin Shin Jyutsu zeigt uns unseren wahren Zustand. Und so sind wir nach dem Strömen manchmal erfrischt und wach oder ein anderes Mal müde – je nach unserer aktuellen Tagesverfassung. Wenn starr gewordene Bereiche wieder belebt werden, können sich auch eingelagerte Gefühle und Emotionen lösen und auf dem Weg nach draußen noch einmal durch unser Bewusstsein fließen. Wir bekommen noch einmal die Gelegenheit, sie anzuschauen, eventuelle Widerstände zu spüren und uns von ihnen zu verabschieden.

Regelmäßige Anwendung

Für den Erfolg ist die regelmäßige Anwendung wichtig. Durch das wiederholte Halten derselben Sequenz über einen längeren Zeitraum hinweg wird das Gehirn gepolt und schaltet dann schon bei der ersten Berührung auf Entspannung. Von Entspannungsmethoden wie autogenem Training ist bekannt, dass sie unsere Gehirnfrequenz auf die heilende Alpha-Schwingung einstimmen.

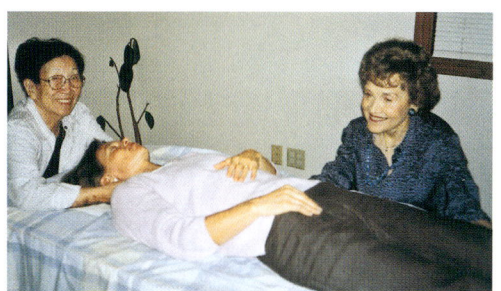

Mary (links) mit ihrer Kollegin Pat Meador beim gemeinsamen Strömen in Scottsdale, Arizona.

Dies erzeugt eine tief greifende Erneuerung und hilft, Stress abzubauen. Dieselbe Tiefenentspannung erreichen wir beim Anwenden unserer »Starthilfekabel«, der Hände, bei der Selbstanwendung und bei der Behandlung durch andere. Strömen reduziert die Ausschüttung von Stresshormonen und regt das parasympathische Nervensystem an, das uns in die Entspannung bringt.

Bei der Behandlung durch andere können wir ganz abschalten und uns der liebevollen Berührung hingeben. Manchmal erkennt ein anderer die Ursachen der Disharmonien sogar besser als wir selbst – er hat eine größere Distanz.

Die Erfahrungen, die Menschen mit dem Geströmtwerden machen, sind so vielfältig und unterschiedlich wie sie selbst. Außer einer Besserung körperlicher Symptome stellen sich jedoch noch andere positive Veränderungen ein:

- Strömen bringt uns deshalb so viel, weil das Gehirn dabei abschaltet.
- Wir fühlen uns auf eine andere Ebene gehoben; wir können entspannen und alles von uns lassen.
- Wir bekommen ein wonniges, angenehmes Gefühl im ganzen Körper und können so richtig loslassen.
- Wir sind entspannt, die Sorgen fallen in Schichten von uns ab.
- Nach dem Strömen sehen wir alles gelassener. Sorgen und Ängste sind verschwunden.
- Wir bekommen Abstand zu unserem Alltag und nehmen viele Dinge nicht mehr so ernst.
- Wir werden von einem wunderbaren Gefühl der Harmonie durchströmt, das wir gerne immer erleben würden. Die meisten Menschen wissen gar nicht mehr, wie es ist, wenn man sich richtig wohl fühlt.

Ihr persönliches Selbsthilfeprogramm

Stellen Sie sich Ihr individuelles Selbsthilfeprogramm zusammen. Wählen Sie dazu Griffe für die tägliche Gesundheitspflege und Entspannung sowie Griffe für Ihre ganz speziellen Bedürfnisse.

Das tägliche Grundprogramm

Für das tägliche Grundprogramm, das als Wässern und Pflegen des Baums fungiert, sind die folgenden Selbsthilfeübungen geeignet:

Selbsthilfeübung 1:
Der Atem S. 31f.
Selbsthilfeübung 2:
Die Finger S. 37ff.
Selbsthilfeübung 3:
Die Mudras S. 44ff.

**Selbsthilfeübung 4:
Hauptzentralstrom S. 11ff.
Selbsthilfeübung 5:
Betreuerströme S. 14f.
Selbsthilfeübung 6:
Vermittlerstrom S. 16.**
Wählen Sie sich aus diesen ein bis zwei Übungen aus, die Sie eine Zeitlang praktizieren. Nehmen Sie immer wieder einmal eine andere Übung dazu und lassen Sie eine bereits praktizierte weg – ganz nach Ihren Bedürfnissen. Das Sammeln eigener Erfahrungen ist das Wichtigste auf dem Weg zur Selbsterkenntnis.

Spezielle Bedürfnisse

- Sie können Ihr Grundprogramm speziell nach Ihren individuellen Bedürfnissen mit einer oder zwei zusätzlichen Übungen aus den Kapiteln »›Sicherheits‹-Energieschlösser« (siehe S. 48ff.) und »Drei tägliche Sequenzen« (siehe S. 101ff.) ergänzen.
- Alle Übungen können beliebig miteinander kombiniert werden. Folgen Sie dabei Ihrer Intuition.
- Zur täglichen Harmonisierung und Vorbeugung gegen Krankheiten reichen ein- bis zweimal täglich 20 bis 30 Minuten strömen, je nach Belastung.
- Wenn Sie besonders viel Stress im Alltag erfahren, brauchen Sie das Strömen häufiger. Sie sind selbst der Künstler.
- Wenn Sie ein akutes Projekt haben, ist es sinnvoll, so oft wie möglich zu strömen.
- Bei chronischen Erkrankungen empfiehlt es sich, das Strömen über einen längeren Zeitraum täglich zwei- bis dreimal 30 Minuten lang anzuwenden.
- Bei wiederkehrenden Projekten wie Migräne oder chronischer Bronchitis ist es wichtig, sich auch in der beschwerdefreien Zeit zu behandeln und nicht erst in der Akutphase – denn dann ist das Fass bereits am Überlaufen.
- Wenden Sie alle Übungen regelmäßig und über einen längeren Zeitraum hinweg an. Das Strömen sollte so selbstverständlich zu Ihrem Alltag gehören wie das Zähneputzen.
- Bei der Selbsthilfe gibt es keine zeitliche Begrenzung. Sie spüren selbst am besten, wie lange Ihnen das Strömen gut tut. Die Finger rutschen automatisch weg, wenn die Energie harmonisch fließt.
- Bei der Anwendung bei anderen sollten Sie nicht länger als 60 Minuten strömen.
- Bei Kindern oder sehr alten und kranken Menschen verkürzt sich die Anwendungszeit auf 20 Minuten.

Atem ist Leben

»Im Atemholen sind zweierlei Gnaden: die Luft einziehen und sich ihrer entladen. Jenes bedrängt, dieses erfrischt. So wunderbar ist das Leben gemischt. Du danke Gott, wenn er dich presst. Und danke ihm, wenn er dich wieder entlässt.« (Johann Wolfgang von Goethe)
Lebensenergie wird auf verschiedene Weise vom Körper aufgenommen. Zum einen über die Energiebahnen mit ihren »Sicherheits«-Energieschlössern und zum anderen über jeden einzelnen Atemzug.
Der Atem ist die Pulswelle des Lebens. Der Rhythmus des Ein- und Ausatmens ist ein Gesetz der Natur, ähnlich dem Rhythmus von Ebbe und Flut und dem Kreislauf der immer wiederkehrenden Jahreszeiten. Der Kreislauf des Aus- und Einatmens, dieses wellenartige Steigen und Fallen, ist ohne Anfang und ohne Ende. Er umfängt alles, was lebt, alles, was wir sehen, fühlen, hören und uns vorstellen. Durch den Atem ist der Mensch in die Rhythmen der Natur eingebunden, durch den Atem nehmen wir Lebensenergie auf. Auf diese Weise wird der universelle Lebensatem zu meinen persönlichen Atemzügen.

Alles ist im Atem und in den Fingern

Jiro Murai sagte einmal zu Mary: »Eines Tages wirst du verstehen, dass alles, was wir zur Harmonie und Ausgeglichenheit brauchen, im Atem und in den Fingern steckt.«
Durch den Atem empfangen wir Lebensenergie, die uns in jedem Moment unseres Daseins reinigt und erneuert. Je tiefer, ruhiger und gleichmäßiger wir atmen, desto ausgeglichener und ruhiger sind wir innerlich.
Jeder bewusste Atemzug erfüllt den Körper mit neuem Leben. Beim Ausatmen fließt die Lebensenergie vorne im Körper vom Kopf (Himmel) zu den Füßen (Erde) hinunter. Beim Einatmen fließt sie hinten im Körper von den Füßen hinauf zum Kopf. Das Wichtigste ist die Ausatmung. Wir machen uns dabei leer, lassen alles los, was jetzt nicht zu uns gehört. Im Einatmen strömt die kosmische Energie in uns hinein und baut den Körper neu auf.
Auf dem Weg vom Kopf zu den Füßen und umgekehrt, von den Füßen zum Kopf, kann es an mehreren Stellen zu Stauungen kommen, die den Atem blockieren. Deshalb empfiehlt Mary die folgende Atemübung für die tägliche Praxis.

Übung: 36 bewusste Atemzüge

- Setzen Sie sich aufrecht, aber möglichst entspannt auf einen Stuhl. Der Rücken sollte gerade sein. Geben Sie sich selbst eine große Umarmung. Platzieren Sie dabei die Hände unterhalb der Achselhöhlen. Der Daumen liegt vorne am Brustkorb, die Finger seitlich am Körper (Bild siehe S. 33).
- Lassen Sie die Schultern fallen. Lösen Sie jegliche Spannung im Körper, so gut Sie gerade können. Wenn Ihnen das im Moment nicht gelingt, setzen Sie sich einfach hin, wie es Ihnen am bequemsten ist. Ohne Anstrengung, einfach sein.
- Neigen Sie den Kopf ganz leicht nach vorne, sodass Sie sein Gewicht nicht spüren.
- Schließen Sie die Augen und gehen Sie mit Ihrer Aufmerksamkeit nach innen.
- Atmen Sie ohne Anstrengung aus. Beobachten Sie, wie die Luft aus Ihrem Körper hinausströmt. Dabei sinkt der Oberkörper ein wenig nach unten. Versuchen Sie nicht, den Atem zu lenken.
- Sie können beim Ausatmen alles mit hinausgeben, was jetzt gerade nicht wichtig für Sie ist. Lassen Sie einfach alles los.
- Beim Ausatmen fließt die Lebensenergie vom Kopf bis zu den Zehen hinunter.
- Atmen Sie nun ein. Versuchen Sie wahrzunehmen, wie der gereinigte Lebensatem in seiner ganzen Fülle in Sie einströmt, wie Sie ihn geschenkt bekommen. Das geschieht ebenfalls ganz ohne Anstrengung, in der Haltung eines Beobachters. Beim Einatmen richtet sich der Oberkörper wieder etwas auf.
- Beim Einatmen fließt die Lebensenergie hinten im Körper von den Füßen hinauf bis zum Kopf.
- Wenn störende Gedanken und Gefühle aufkommen, die Sie vom bewussten Atmen wegziehen wollen, schenken Sie diesen einfach keinerlei Beachtung und kommen Sie wieder zum Atem zurück. Denken Sie einfach daran: »Dort, wo meine Aufmerksamkeit ist, ist auch meine Kraft. Wenn ich meinen Gedanken Beachtung schenke, gebe ich ihnen auch Kraft. Richte ich meine Aufmerksamkeit aber auf den Atem, ist meine Kraft im Hier und Jetzt, denn das Atmen geschieht immer in diesem Moment. In diesem Moment kann ich einfach geschehen lassen, was IST.«

- Das Ziel der Übung sind 36 bewusste Ausatmungen und Einatmungen ohne Unterbrechung. Wenn dies am Anfang noch nicht möglich ist, können Sie die 36 Atemzüge auch in vier Gruppen von jeweils neun Atemzügen aufteilen.

Der Atem harmonisiert

Mit der Zeit werden Sie spüren, wie der Atem langsamer und gleichmäßiger wird. Er wird vielleicht auch tiefer. Und Sie werden spüren, wie Sie beim bewussten Atmen selbst ruhiger werden. Der Atem harmonisiert unsere Gedanken, unsere Gefühle und den Körper. Er reguliert die Verdauung und macht uns ausgeglichen. Wenn wir uns bewusst werden, dass jeder Atemzug einzigartig ist, dass er uns nur genau jetzt in diesem Moment alles geben kann, was das Universum zu geben hat, dann können wir diesen einen Atemzug in Dankbarkeit und Demut empfangen. Er wird dann eine enorme Kraft besitzen. Wenn Sie die Atemübung regelmäßig praktizieren und die Atemzüge zählen, speichert das Gehirn den Zusammenhang von Übung und Entspannung und reagiert später sofort, sobald Sie sich hinsetzen und mit dem Zählen beginnen. Das Zählen wirkt wie ein Mantra.

Der Atem heilt

Mary sagte einmal: »Der Atem ist der letztendliche Heiler.« Wenn uns also keine andere Möglichkeit zur Selbsthilfe einfällt, können wir ganz einfach bewusst atmen. Dies kommt besonders schön in folgender Geschichte zum Ausdruck, die eine Kursteilnehmerin mir einmal erzählte: Am zweiten Kurstag dauerte der Unterricht etwas länger als angekündigt. Als sie nach dem Unterricht mit ihrem Mann telefonierte, um ihm zu sagen, dass sie etwas später nach Hause kommen werde, schrie dieser wutentbrannt ins Telefon, wie sie sich das vorstelle, ihn noch länger mit den drei Kindern allein zu lassen. Der ganze Tag mit ihnen sei schon anstrengend genug. Als sie schließlich im Auto saß, um die 45 Minuten nach Hause zu fahren, erinnerte sie sich an meine Worte und begann, bewusst zu atmen. Im Ausatmen konnte sie das Telefongespräch nach und nach loslassen, und im Einatmen nahm sie einfach den Moment wahr. Schon nach kurzer Zeit spürte sie, wie sie ruhiger wurde. Als sie dann zu Hause ankam, begrüßte sie ihr Mann mit einer unerwarteten Freundlichkeit, als ob nichts gewesen wäre. Er hatte sogar schon das Essen vorbereitet.

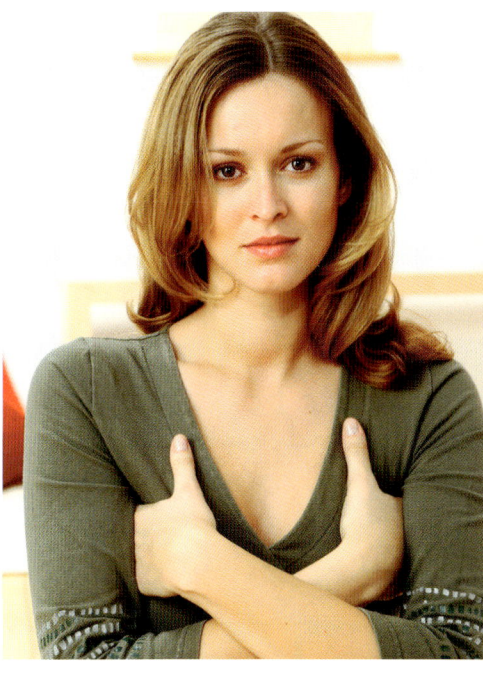

36 Atemzüge, bei denen wir unsere Aufmerksamkeit ganz auf das Kommen und Gehen des Atems lenken, empfiehlt uns Mary täglich.

Sie hatte also nicht nur sich selbst harmonisiert, sondern auch die ganze Familie, indem sie sich nicht weiter mit der Disharmonie beschäftigte, sondern ihr Bewusstsein auf die Harmonie des Atems lenkte. Mary sagte: »Möchtest du den Partner verändern, verändere dich selbst.« Wenn wir uns selbst strömen, helfen wir immer auch gleichzeitig den Menschen, mit denen wir verbunden sind. Wenn sich Kinder z. B. einmal nicht anfassen lassen möchten, können die Eltern sich selbst strömen und so ihren Kindern helfen.

Der Atem löst emotionale Spannungen

Vor Angst stockt uns der Atem; wenn wir traurig sind, atmen wir nur noch ganz flach. Wenn uns etwas auf den Magen schlägt, verspüren wir einen Kloß in der Magengegend, und der Atem kann nicht mehr richtig bis zum Becken durchfließen. Wir spüren selbst in unserem Körper, wie stark unsere Emotionen das Atmen beeinflussen. Umgekehrt können wir durch bewusstes Atmen emotionale Blockaden lösen. Alle unangenehmen Gefühle, auch solche, die wir lieber nicht fühlen wollen, müssen unser System irgendwann wieder verlassen. Werden sie unterdrückt, brodeln sie in unserem Inneren. Um sie nicht mehr spüren und anschauen zu müssen, lenken wir uns gewöhnlich ab. Wir verdecken sie mit etwas anderem. Das ist oft schon der Anfang eines späteren Leidens oder sogar der Beginn von Depressionen. Die Verdeckung und Überlagerung ist dann schon so weit fortgeschritten, dass wir die Ursache gar nicht mehr kennen.

Gerade in unserer schnelllebigen Zeit, in der viele Eindrücke gleichzeitig auf uns niederprasseln, ist es besonders wichtig, sich immer wieder Zeiten der Stille zu schaffen oder sich eine tägliche Übung des Atmens, des Strömens oder der Meditation zu gönnen. Dann kann sich das, was wir als »Eindruck« im wörtlichen Sinn in uns hineingedrückt haben, lösen und wieder hinausfließen.

Übung: Emotionalen Schmerz heilen

- Setzen Sie sich aufrecht auf einen Stuhl.
- Entspannen Sie, so gut Sie können. Gehen Sie mit Ihrer Aufmerksamkeit nach innen.
- Atmen Sie ein. Führen Sie den Atem durch Ihren Körper, fühlen Sie, ob es eine Stelle gibt, die sich eng anfühlt oder schmerzt. Verweilen Sie dort und nehmen Sie den Schmerz oder das unangenehme Gefühl wahr.
- Lauschen Sie nach innen, um herauszufinden, welches Ihrer Gefühle an dieser engen Stelle festgehalten wird.
- Atmen Sie aus und geben Sie alles mit hinaus.
- Atmen Sie erneut ein. Führen Sie den Atem wieder an die Stelle im Körper, an der Sie den emotionalen Schmerz wahrnehmen. Nehmen Sie das Gefühl liebevoll an. Umarmen Sie es, spüren Sie es. Fühlen Sie nach, was es Ihnen sagen will. Spüren Sie, wie es sich plötzlich bewegt: Die Stelle wird heiß, die Spannung löst sich auf.
- Atmen Sie aus und geben Sie wieder alles mit hinaus.
- Wiederholen Sie das Aus- und Einatmen so lange, bis Sie wieder richtig durchatmen können.

Finger halten harmonisiert die Gedanken

»Der Gedanke bringt das Wort hervor, das Wort bringt die Tat hervor, die Tat entwickelt sich zur Gewohnheit, die Gewohnheit verhärtet sich zum Charakter, der Charakter wird zu deinem Schicksal. Deshalb beobachte den Gedanken und seine Wege mit Sorgfalt und lass ihn aus Liebe entspringen, geboren aus Respekt für alle Lebewesen.« (Dharma) Mary formulierte etwas Ähnliches so: »Verändere den Fokus deiner Gedanken und dein Leben verändert sich.« Wir alle wissen, wie sehr sich unsere Denkweise auf unser Befinden auswirkt. Wenn wir ständig negativ denken, sinkt mit unserer Stimmung auch unsere Lebensenergie. Wir ziehen uns im wahrsten Sinne des Wortes herunter. Grübeln und Sorgen schlagen sich bekanntlich auf den Magen und erzeugen Geschwüre. Wenn wir an unseren Geliebten denken, hebt sich ganz plötzlich unsere Stimmung, und es wird uns warm ums Herz, obwohl er gar nicht anwesend ist. Allein der Gedanke erzeugt das Gefühl oder den körperlichen Zustand in uns. Von den drei Seinsebenen in uns – Gedanken, Gefühle, Körper – ist die Ebene der Gedanken die subtilste. Aus der Physik wissen wir, dass die größte Kraft aus den kleinsten Teilchen kommt. Die Kraft, die am Ursprung der Schöpfung wirkte, wirkt abgeschwächt als Willenskraft im Menschen. Mit ihr können wir Gedanken erzeugen oder verändern. Wir schaffen uns durch unsere Gedanken unsere eigene Welt. Wenn wir eine bessere Welt wollen, muss in den Gedanken Reinheit herrschen, und diese muss ihren Ausgang im Herzen nehmen. Denn das, was wir Gewissen nennen, ist die Stimme des Göttlichen im Herzen. Wir haben Zugang dazu, so wie zum Computer, wenn wir das Passwort kennen. Und unser Passwort lautet: Stille. Je mehr wir unseren Geist beruhigen, ihn freihalten von den Schwankungen der Emotionen und der Erwartungen, desto mehr wird es uns gelingen, zu dieser inneren Stimme Zugang zu finden. Mary sagt: »Wenn mein Geplapper, mein Wenn und Aber, mein ›Hätte ich es doch anders gemacht‹ verstummen, kann ich vielleicht das, was IST, wahrnehmen. Wenn mein Wille nicht ständig neue Gedanken erschafft, kann ich einen höheren Willen, den göttlichen Willen, empfangen.«

Die fünf Einstellungen

Einstellungen sind Gedanken- und Gefühlsmuster, die wir durch ständige Wiederholung geprägt haben. Im Jin Shin Jyutsu werden fünf Haupteinstellungen unterschieden: Sorge, Angst, Wut, Trauer und das Bemühen. Sind wir in einer dieser Einstellungen gefangen, ist es schwer, sich daraus zu befreien, da schon ein Automatismus eingesetzt hat. Haben wir in unserem Leben z. B. oft die Erfahrung gemacht, dass wir etwas nicht so gut können, begegnen wir jeder neuen Situation mit Angst und Unsicherheit. Wurden wir in unserem Tun hingegen als Kind oft bestätigt, so stehen wir allem Neuen aufgeschlossen und neugierig gegenüber.

Genauso wie wir diese Lebenshaltung einstudiert haben, können wir sie durch wiederholte Übungen wieder loslassen.

»Das größte Hindernis ist die Person selbst, das Gedankenmuster. Wenn sich das nicht verändert, fallen wir in alte Muster zurück. Deshalb ist die tägliche Selbsthilfe wichtig.« (Mary Burmeister)

Die fünf Haupteinstellungen im Jin Shin Jyutsu

- Sorge
- Angst (Ursache aller anderen Einstellungen)
- Ärger oder Wut
- Trauer
- Bemühung, Verstellung, mangelnde Freude

Mary betont immer wieder, dass alles, was wir für Harmonie und Ausgeglichenheit brauchen, in uns steckt. So ist neben dem bewussten Atmen das Halten der Finger eine weitere Möglichkeit, um mehr Ausgeglichenheit und Entspannung zu erleben.

Jiro Murai hat herausgefunden, dass in jedem unserer Finger mehrere Energieströme beginnen oder enden, die mit dem gesamten übrigen Körper verbunden sind. Er selbst hatte in seiner Not Fingerhaltungen praktiziert, die ihn schließlich aus der lebensbedrohlichen Situation retteten. Viele Menschen halten in Situationen, in denen sie nervös oder ängstlich sind, intuitiv ihre Hände oder Finger, um sich zu beruhigen. Die im Jin Shin Jyutsu praktizierten Griffe stammen aus einem Wissensschatz, der tief im Menschen verborgen liegt. Dass das Halten der Finger Denken und Bewusstsein beeinflusst, kommt auch in den Wörtern »be-greifen« und »er-fassen« zum Ausdruck. Kleine Kinder müssen zunächst alles anfassen, um es zu verstehen. Und die Wissenschaft hat mittlerweile herausgefunden, dass die Form- und Fühlfähigkeit

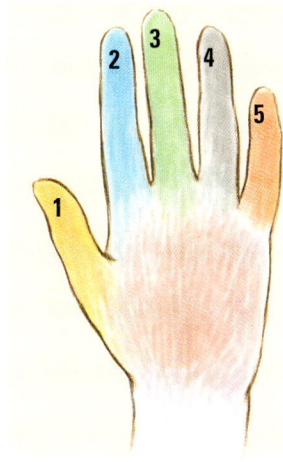

1 = Sorge (1. Tiefe; Magen, Milz)
2 = Angst (4. Tiefe; Nieren, Blase)
3 = Wut (3. Tiefe; Leber, Gallenblase)
4 = Trauer (2. Tiefe; Lunge, Dickdarm)
5 = Bemühung (5. Tiefe; Herz, Dünndarm). Der Handfläche sind die 6. Tiefe (Harmonie) sowie Zwerchfell und Nabel zugeordnet.

unserer Finger und Hände entwicklungsgeschichtlich mit dem Denkhirn verbunden ist.

Heilung durch die Kraft der Finger

Durch das einfache Halten unserer Finger können wir die Einstellungen und verkrusteten Denkmuster in uns lösen. Gleichzeitig harmonisieren wir den Alltagsstress und die geistige und körperliche Ermüdung. Untersuchungen haben gezeigt, dass das wirkliche Verändern der Gedanken einen ausgesprochen wichtigen Aspekt für die Heilung darstellt. Diese Veränderung der Gedanken können wir nur selbst bewirken, und zwar durch eine gezielte Entscheidung. Das regelmäßige Halten der Finger kann diese Entscheidung vertiefen. Deshalb ist die tägliche Selbsthilfe so wichtig, um Erfolge hervorzubringen.

Das Fingerhalten können wir im Sitzen, Liegen oder Stehen praktizieren. Dabei umschließen wir den jeweiligen Finger mit der anderen Hand. Spüren Sie selbst, ob Sie lieber die Finger der rechten oder der linken Hand halten wollen. Sollte Ihnen das Halten eines bestimmten Fingers unangenehm sein, braucht er vielleicht ganz besonders Ihre Zuwendung.

Sie können aber auch einfach den Finger halten, der Sie am meisten anspricht.

Das Fingerhalten ist ebenso wie das Mudraformen für die tägliche Anwendung bestimmt. Gewöhnen Sie sich doch einfach an, in jeder Situation, in der Sie die Hände frei haben, einen Finger zu halten. Am einfachsten ist es, wenn Sie das Fingerhalten in Ihren Alltag einbauen – beispielsweise, wenn Sie im Auto als Beifahrer mitfahren, wenn Sie etwas lesen oder wenn Sie fernsehen. Auch im Kino oder bei einer Besprechung an Ihrem Arbeitsplatz können Sie die Zeit zum Fingerhalten nutzen. Es gibt unendlich viele Möglichkeiten, lassen Sie Ihrer Fantasie freien Lauf. Wichtig ist, dass Sie es sich einfach zur Gewohnheit machen.

Eine Freundin aus Kalifornien hatte schon längere Zeit eine chronische Blasenentzündung, die gerade wieder einmal akut war. Auf dem Weg nach Florida fuhr sie mit ihrem Mann in Scottsdale, Arizona, vorbei, um sich von Mary behandeln zu lassen. Mary gab ihr mit auf den Weg, sich während der langen Autofahrt als Beifahrerin mehrmals täglich einen Finger nach dem anderen zu halten. Als sie in Florida ankamen, war die Blasenentzündung verschwunden, und selbst nach mehreren Monaten waren die Beschwerden nicht wiedergekehrt.

Zeitlich ist die Anwendung unbegrenzt. Sie können einen Finger zwischen zwei und zwanzig Minuten lang halten. Spüren Sie einfach selbst, was sich am besten anfühlt.

Daumen halten harmonisiert die Sorgen

Das Halten des Daumens harmonisiert die Sorgen und das unnötige Grübeln. Sorgen ziehen uns aus der Gegenwart fort und zerstreuen unsere Energie. Dabei ist

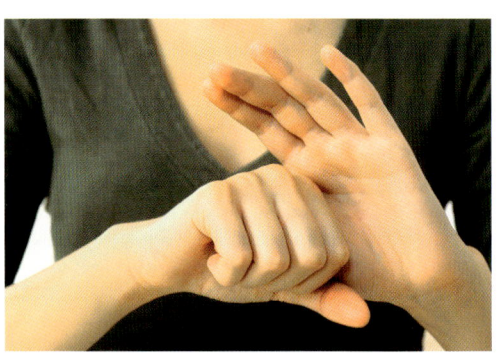

Der Daumen ist mit der Einstellung der Sorge und des Grübelns verbunden; ihm sind Magen- und Milzenergie zugeordnet.

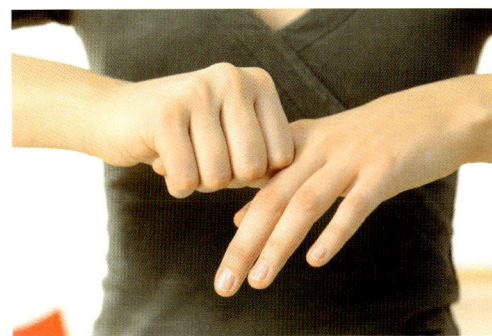

Der Zeigefinger ist mit der Einstellung der Angst verbunden; ihm sind Nieren- und Blasenenergie zugeordnet.

das Gestern schon längst vorbei, wir können es nicht mehr ändern, und das Morgen ist noch nicht da. Alles, was ist, ist dieser eine Augenblick. Wenn unsere Energie im Augenblick bleibt, können wir denken und zu einer Lösung kommen. Das Halten des Daumens hilft auch bei Depressionen, Hassgefühlen, Besessenheit und Ängstlichkeit. Es harmonisiert gleichzeitig die Magen- und Milzfunktionsenergie.

Da sich Sorgen bekanntlich auf den Magen schlagen, hilft es uns dabei, die Nahrung und die Eindrücke der Welt zu verdauen und unsere Mitte zu stärken. Kleine Babys lutschen gezielt den Daumen; damit unterstützen sie nicht nur die Nahrungsaufnahme, sondern harmonisieren auch die Sorgen der Eltern. Das Daumenhalten stärkt zudem unser Selbstbewusstsein und hilft uns dabei, Sympathie und Mitgefühl für andere zu entwickeln.

Zeigefinger halten harmonisiert die Angst

Der Zeigefinger hilft uns, mit unserem Leben im Fluss zu sein. Indem wir ihn halten, hilft er uns, Ängste, Unsicherheiten, Perfektionismus und Schüchternheit loszulassen. Wir bekommen das Gefühl von Mangel in allen Lebensbereichen, Mangel an Wahrnehmung, Mangel an Energie, Mangel an Gesundheit, Mangel an materiellen Dingen und dergleichen mehr. Statt mit dem Zeigefinger auf andere zu deuten und die Schuld für unser unerfülltes Leben bei anderen zu suchen, sollten wir ihn lieber halten. Mary spricht davon, dass die Angst die Ursache aller anderen

der fünf Einstellungen ist – die Urangst des Losgelöstseins von der göttlichen Einheit.
Ängste blockieren die körperliche Heilung. Die neuere Immunologieforschung hat herausgefunden, dass bei angstfreien, frohen und glücklichen Menschen das Immunsystem stärker aktiviert ist. Marys Einführungsbuch *Spaß mit Finger und Zehen* beginnt aus diesem Grund mit dem Halten des Zeigefingers.
Das Halten des Zeigefingers unterstützt die Nieren- und Blasenfunktionsenergie und stärkt zudem den Lebenswillen. Auch in der Volksweisheit kannte man die Verbindung von Angst und geschwächter Blasenfunktion; so sagen wir noch heute »vor Angst in die Hosen machen«. Wenn Sie beim Zahnarzt Angst vor der Behandlung haben, halten Sie doch einfach Ihren Zeigefinger – Sie werden spüren, wie Angst und Schmerzen leichter werden.

Mittelfinger halten harmonisiert die Wut

Genau genommen ist Wut eine angestaute kreative Energie, die sich plötzlich und meist bei der falschen Person entlädt. Oft hängt sie damit zusammen, dass die Dinge nicht so laufen, wie wir es gerne hätten. Wenn Sie den Zustand des permanenten Gereiztseins kennen, leicht von Jähzorn überwältigt werden oder wenn Frustration und Aggression zu Ihrem Lebensgefühl gehören, kann das Halten des Mittelfingers Ihnen helfen. Es macht Sie gelassener und schützt gleichzeitig die Leber- und Gallenblasenenergie. Auch dieser Zusammenhang spiegelt sich in der Sprache wider:

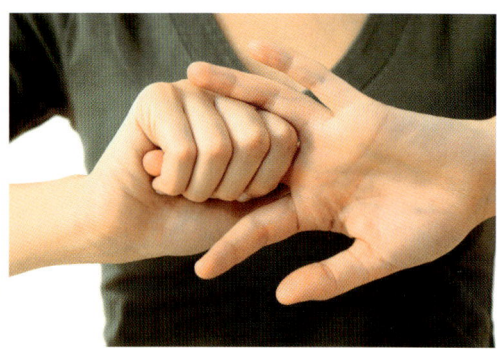

Der Mittelfinger ist mit der Einstellung der Wut und des Ärgers verbunden; ihm sind Leber und Gallenblase zugeordnet.

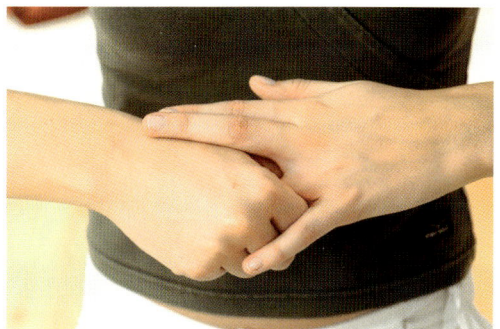

Der Ringfinger ist mit der Einstellung der Trauer und des Kummers verbunden; ihm sind die Lunge und der Dickdarm zugeordnet.

Wenn wir ärgerlich sind, ist uns »eine Laus über die Leber gelaufen«, oder uns »geht die Galle über«. Das Halten des Mittelfingers hilft, kreative Schaffenskraft in Handlung umzusetzen.

Ringfinger halten harmonisiert die Trauer

Das Ringfingerhalten kann uns helfen, loszulassen – seien es die überflüssigen Kleider im Schrank oder eine Freundschaft, die nicht mehr stimmt. Wir haben die Tendenz, zu viel alte Dinge anzusammeln, die den Raum für Neues nehmen. Loslassen heißt Abschied nehmen und trauern, und das ist sehr wichtig. Das Ringfingerhalten hilft Menschen, die nicht trauern oder weinen können. Wenn wir diese Gefühle nicht leben, verhärten wir emotional. Nach einer gewissen Zeit sollte das Trauern zu Ende sein, und wir müssen loslassen. Auch die Enttäuschung und negatives Denken können durch das Halten des Ringfingers harmonisiert werden. Der gesunde Menschenverstand, der uns sagt, dass die Zeiten auch wieder besser werden, wird gestärkt. Das Ringfingerhalten harmonisiert die Lungen- und Dickdarmfunktionsenergie.

Kleinen Finger halten harmonisiert die Bemühung

Durch das Halten des kleinen Fingers kommt wieder mehr Freude in unser Leben. Wenn jemand seine Arbeit nicht liebt, kostet es ihn große Überwindung und Anstrengung, sie auszuüben. Zu viel Mühe und Stress wiederum belasten die Herzenergie. Eine ähnliche Situation entsteht, wenn wir uns verstellen, z. B. lachen,

Der kleine Finger ist mit der Einstellung der Bemühung und Verstellung verbunden; ihm sind Herz- und Dünndarmenergie zugeordnet.

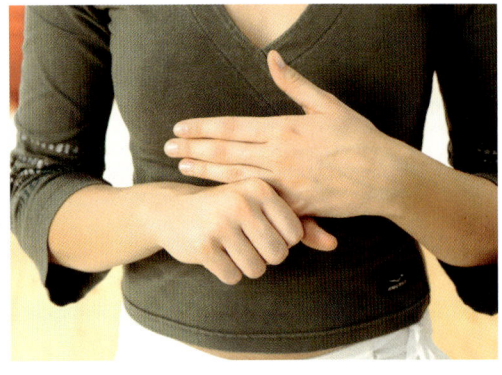

obwohl uns innerlich zum Weinen zumute ist. Das Halten des kleinen Fingers lässt uns aus dem Herzen leben und unserer eigenen Wahrheit treu sein. So entsteht eine Leichtigkeit und Gelassenheit – das Leben wird einfach. Das kann sogar die Beziehung zum Lebenspartner verbessern. Das Strömen des kleinen Fingers harmonisiert die Herz- und Dünndarmfunktionsenergie.

Handinnenfläche halten harmonisiert das ganze Wesen

Das Halten der Handinnenflächen – die Finger der einen Hand liegen in der Innenfläche der anderen Hand und umgekehrt – verbindet uns mit der unendlichen Energiequelle, die jedem Menschen zur Verfügung steht. Diese Energiequelle versorgt alle Zellen unseres Körpers. Sie erzeugt eine wohltuende Ausgeglichenheit und ordnet das Chaos. Eine Variation dieser Übung ist das Falten der Hände wie zum Gebet. Dadurch harmonisieren wir unser ganzes Wesen und geben uns vollkommen der unendlichen Quelle des Lebens hin. Beim gebetartigen Falten der Hände werden nicht nur beide Handinnenflächen gleichzeitig, sondern darüber hinaus auch alle Finger gehalten. Diese Handhaltung harmonisiert uns auf allen Ebenen unseres Seins.

Finger-Zehen-Strom

Beim Finger-Zehen-Strom werden die Finger der einen Hand mit den Zehen des gegenüberliegenden Fußes in Verbindung gehalten. Er ist besonders gut für die Anwendung bei anderen geeignet. Durch das Verbinden von Fingern und Zehen wird der gesamte Körper gereinigt und erneuert. Die Ströme von den Fingern zu den Zehen fließen durch den gesamten Körper, durch alle Wirbel, Bandscheiben und Gelenke. Wir nennen ihn auch »Krankenhaus-Strom«, weil er leicht anwendbar ist und den gesamten Körper bei der Heilung von einer Krankheit unterstützt.

Er hilft vor allem auch bei gebrochenen Knochen und Wirbeln. Dabei unterstützt dieser Strom, dass sich die Knochen an den Bruchstellen wieder in die richtige Position ausrichten und dass die Heilungszeit verkürzt wird. Wenn er sofort nach einer Verletzung oder nach einem Schlaganfall angewendet wird, kann er sogar Lähmungen lindern. Rechnen Sie bei der Anwendung für jede Seite 20 bis 30 Minuten. Falls Sie nur für eine Seite Zeit haben, strömen Sie die andere Seite später. In schwerwiegenden Fällen kann der Strom auch mehrmals am Tag angewendet werden, ohne dass wir einen zeitlichen Abstand einhalten.

Eine von vielen Geschichten, die zur Ermutigung der Anwendung dieses Stromes beitragen soll, ist die folgende: Ein Mann hatte nach einem Unfall mehrere Rippen gebrochen und eine verletzte Niere mit zwei Rissen und einem Kapselriss. Diese Niere sollte entfernt werden, doch verzögerte sich die Operation durch das Wochenende und andere Umstände um drei Tage. Während dieser Zeit strömte seine Frau ihn täglich so oft sie konnte mit dem

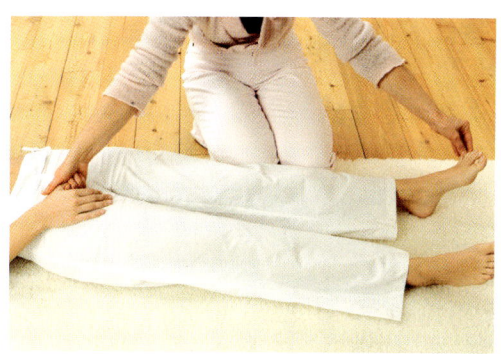

Den Daumen und den kleinen Zeh halten ist der erste Schritt des Finger-Zehen-Stroms.

Finger-Zehen-Strom. Insgesamt waren es mehrere Stunden am Tag. Die erneute Untersuchung vor der Operation ergab, dass die Niere gar nicht mehr so schlimm aussah und man noch einmal zwei Tage abwarten wollte. Während dieser Zeit setzte die Frau die Behandlungen genau so intensiv fort. Als die Ärzte wieder untersuchten, konnten sie an der Niere nichts mehr feststellen, was für eine Operation sprach. Der Mann konnte seine Niere behalten; bei einer Nachuntersuchung einige Wochen später war die Niere wieder ganz normal.

Übung: Finger-Zehen-Strom

- Halten Sie den linken Daumen mit einer Hand und den rechten kleinen Zeh mit der anderen Hand. Warten Sie, bis es pulsiert.
- Halten Sie den linken Zeigefinger und den rechten vierten Zeh.
- Halten Sie den linken Mittelfinger und den rechten dritten Zeh.
- Halten Sie den linken Ringfinger und den rechten zweiten Zeh.
- Halten Sie den linken kleinen Finger und den rechten großen Zeh.
- Kehren Sie die Sequenz für die andere Seite um.

Acht Mudras – die Geburt des Jin Shin Jyutsu

Neben dem Fasten und der Meditation verdankt Jiro Murai dem Formen von Mudras sein neu gewonnenes Leben. Durch das Beugen, Dehnen und Aneinanderlegen einzelner Finger wird Energie durch bestimmte Teile unseres Körpers geleitet, und durch das Verbinden von linker und rechter Hand entsteht eine Einheit zwischen Körper und Geist. Gleichzeitig beeinflusst dies unser Denken und unser Bewusstsein – die Mudras wurden von den alten Weisen des Ostens vor allem zur Erlangung einer höheren Bewusstseinsebene geformt. Jeder unserer zehn Finger ist mit 14 400 Funktionen im Körper verbunden; wir können uns also vorstellen, wie kraftvoll sie sind.

Mudras als Selbsthilfe

Die folgenden acht Positionen gehören zu den Mudras, die Jiro Murai praktizierte. Sie helfen uns vor allem, die tägliche Anspannung und den Stress zu lösen, der zu Ermüdung führt. Wenden Sie sie einfach immer dann an, wenn Ihre Hände frei sind. Beschrieben ist nur jeweils eine Seite – für die andere Hand kehren Sie die Sequenz einfach um.

Übung: Fingerposition 1

Halten Sie den linken Mittelfinger so, dass der Daumen der rechten Hand auf der Innenseite des Fingers liegt und die restlichen Finger auf der Außenseite.
Diese Übung erleichtert das Ausatmen und mit ihm das Loslassen aller alten Bilder und Eindrücke. Indem wir ausatmen, kann universelle Energie einfließen.
Anwendungsmöglichkeiten:
- Chronische Müdigkeit
- Nachlassende Sehkraft und Altersweitsichtigkeit
- Gefühl der schnellen Entmutigung und häufiges Gefühl der Frustration
- Entscheidungsschwierigkeiten

Übung: Fingerposition 2

Halten Sie den linken Mittelfinger so, dass der rechte Daumen auf der Rückseite des Fingers liegt und die restlichen Finger auf der Vorderseite.
Diese Übung hilft dem Einatmen und dem Empfangen des gereinigten Lebensatems.
Anwendungsmöglichkeiten:
- Nachlassende Hörfähigkeit oder Schwerhörigkeit
- Fußschmerzen
- Regenerationsbedürfnis
- Augenbeschwerden und Heuschnupfen

Übung: Fingerposition 3

Halten Sie den linken Ring- und den kleinen Finger mit der rechten Hand; der rechte Daumen liegt auf der Fingerinnen-, die übrigen Finger auf der Fingeraußenseite.
Die Übung unterstützt die Ausatmung. Es geht um das Loslassen von Altem. Sie beruhigt den Kör-

Fingerposition 1 (links) unterstützt das Ausatmen und das Loslassen; Fingerposition 2 (rechts) unterstützt das Einatmen und das Empfangen von Neuem.

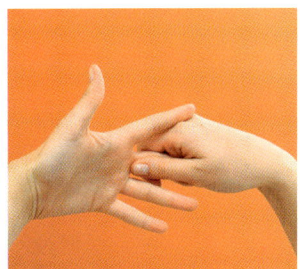
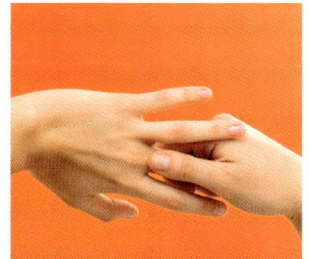

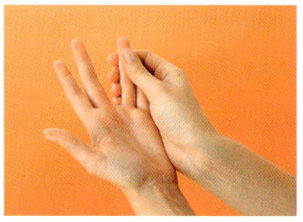 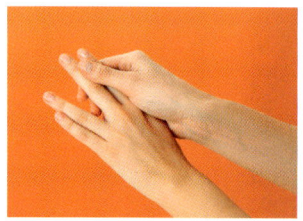

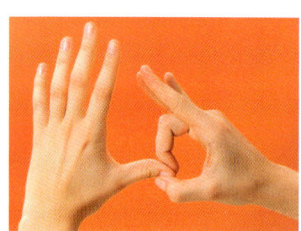

Fingerposition 3 (oben links) hilft, Negatives loszulassen; Fingerposition 4 (oben rechts) erfrischt Körper und Seele; Fingerposition 5 (unten) harmonisiert unser gesamtes Wesen auf allen drei Ebenen des Seins.

per und stärkt die Organströme.
Anwendungsmöglichkeiten:
- Nervosität
- Kurzatmigkeit
- Depressive Verstimmungen

Übung: Fingerposition 4

Halten Sie den linken Mittel-, Zeigefinger und Daumen mit der rechten Hand; der rechte Daumen liegt auf der Fingeraußen-, die übrigen Finger auf der Innenseite.
Die Übung reinigt und erneuert. Sie löst Stress, Sorgen, Ängste und Ärger.
Anwendungsmöglichkeiten:
- Müdigkeit und Erschöpfung
- Ärger und Sorgen
- Angst und Unsicherheit

Übung: Fingerposition 5

Bilden Sie einen Kreis, indem Sie den rechten Daumen auf den Nagel des rechten Mittelfingers legen. Schieben Sie den linken Daumen zwischen rechten Mittelfinger und Daumen.
Die Übung reinigt und energetisiert alle Körperfunktionen.
Anwendungsmöglichkeiten:
- Müdigkeit und Erschöpfung
- Stimmungsschwankungen
- Heißhunger auf Süßigkeiten
- Regeneration der Haut

Übung: Fingerposition 6

Bilden Sie einen Ring, indem Sie die Fingerbeere des Daumens auf den Nagel des Ringfingers legen.

Die Übung stärkt die Atemfunktion und öffnet den Brustkorb. Sie hilft den Ohren und der Höhenanpassung.
Anwendungsmöglichkeiten:
- Stärkung bei Wanderungen oder beim Laufen
- Linderung emotionaler Überempfindlichkeit
- Hauterkrankungen

Übung: Fingerposition 7

Legen Sie die Innenseiten der beiden Mittelfinger aneinander und falten Sie die übrigen Finger. Die Übung hält Körper, Geist und Seele in Harmonie. Sie unterstützt die Ausatmung und die absteigende Energie.

Anwendungsmöglichkeiten:
- Lungenbeschwerden
- Geistige Anspannung
- Verdauungsprobleme
- Beschwerden in den Beinen

Übung: Fingerposition 8

Legen Sie die Fingernägel des rechten und des linken Mittelfingers aneinander.
Diese Übung unterstützt die Einatmung und die hinten aufsteigende Energie. Sie hilft, den gereinigten Lebensatem zu empfangen.
Anwendungsmöglichkeiten:
- Rückenschmerzen
- Steigert das allgemeine Wohlbefinden

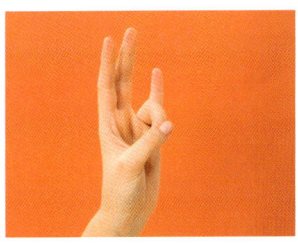

Fingerposition 6 (oben) unterstützt die Atmung; Fingerposition 7 (unten links) hilft der absteigenden Energie; Fingerposition 8 (unten rechts) hilft der aufsteigenden Energie; so können wir neue Kraft aus der universellen Quelle schöpfen.

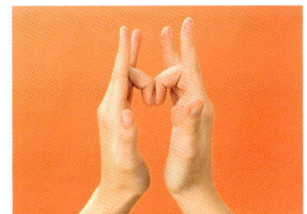

Die »Sicherheits«-Energieschlösser

»Wir besitzen 26 Schlüssel zum Öffnen der 26 ›Sicherheits‹-Energieschlösser, 26 auf der linken Körperseite und 26 auf der rechten.« Mit diesen Worten beschreibt Mary Burmeister das System der Energiepunkte zur Harmonisierung und Verjüngung der individualisierten Körperfunktionsenergie. Auf den Betreuerströmen entspringt in jeder Tiefe eine bestimmte Anzahl von Energieschlössern, die durch Berührung unserem Körper den Impuls zur Erneuerung und Harmonisierung der Lebensenergie geben. Wir spüren oft genau an den Stellen der Energieschlösser Verhärtungen und Verspannungen im Gewebe; so meldet sich unsere innere Weisheit und teilt uns mit, dass irgendetwas nicht in Ordnung ist.

Wir sagen dann: »Danke, Energieschloss, für den Hinweis. Ich werde nach der Ursache der Beschwerde suchen«. Und auch wenn noch so viele »Sicherheits«-Energieschlösser verschlossen sind, schlägt tief im Inneren unseres Wesens ein leiser Puls vollkommener Harmonie, der nicht zerstört werden kann. Die Zahl und die Bedeutung des Schlüssels für das jeweilige Schloss geben uns einen Hinweis auf die Geschichte hinter dem Schmerz.

Schlösser und ihre Schlüssel

Die »Sicherheits«-Energieschlösser liefern uns die Schlüssel, um einen verborgenen Raum in uns zu erschließen, den wir vorher nicht wahrgenommen haben. Durch die Bedeutung der ihnen zugeordneten Zahl bekommen wir einen Hinweis auf das in diesem Raum verborgene Geschenk. »Zahlen sind geheimnisvolle Wesen. Sie bergen die Grundprinzipien der Schöpfung in sich«, sagte Pythagoras.

Machen Sie die Erfahrung selbst. Halten Sie zwei Energieschlösser miteinander und spüren Sie, was unter Ihren Händen und in Ihrem Inneren geschieht. Unter Ihren Händen empfinden Sie vielleicht ein wohliges Gefühl der Wärme, ein Kribbeln, ein Ziehen, ein Pulsieren oder manchmal auch ein Stechen oder einen Schmerz. In Ihrem Inneren können Sie ein Loslassen, eine Entspannung und eine Stille wahrnehmen. Alles, was wir einmal verdrängt und an Gefühlen und Gedanken nicht zugelassen haben, kann sich im Körper als Blockade festsetzen. Zuerst stagniert die Energie, dann wird das Gewebe hart und unbeweglich. Durch das Strömen kommt jedoch wieder Leben in die schlafenden Stellen. Wir beginnen, uns wieder zu spüren. In seltenen Fällen kann das Strömen auch einmal für kurze Zeit Schmerzen hervorrufen – wie bei einem eingeschlafenen Bein, das wieder bewegt wird. Oder es gelangt ein alter Gedanke, ein lange verdrängtes Gefühl an die Oberfläche, das wir uns dann noch einmal anschauen dürfen. Im Jin Shin Jyutsu geschieht dies auf eine sanfte Weise, gerade so, wie wir es momentan verdauen können. Nichts wird forciert. Wenn neue Räume in uns aufgeschlossen werden, können wir plötzlich das Leben mit neuen Augen betrachten oder uns auf einmal wieder besser bewegen.

Götter und Göttinnen

Mary studierte die Bedeutung der Zahlen der »Sicherheits«-Energieschlösser (SES) im Zusammenhang mit dem japanischen Weisheitsbuch *Kojiki*. Später, um ihr eigenes Verständnis zu erweitern, nahm sie die Erklärungen von Pythagoras und aus dem Tarot dazu und gab uns auch Beispiele aus der Bibel und der Kabbala. Sie wollte uns aufzeigen, dass die universelle Weisheit in allen Philosophien und Religionen der Welt dieselben Grundsätze enthält, nur unterschiedlich ausgedrückt.

Die Energieschlösser wurden im *Kojiki* als Götter und Göttinnen beschrieben. Sie verbinden uns mit dem immerwährenden Fluss der universellen Lebensenergie. Darüber hinaus wecken sie Bewusstsein in uns. Die Energieschlösser besitzen eine energetische Qualität, die durch die zugeordnete Zahl zum Ausdruck kommt. Durch ihre nummerologische Bedeutung üben sie eine Wirkung auf Geist, Seele und Körper aus. Durch das Strömen der Schlösser werden nicht nur die ihnen zugeordneten Tiefen harmonisiert, sondern auch die jeweiligen Lebensthemen und Beschwerden bearbeitet.

Energieschlösser halten

Jedes »Sicherheits«-Energieschloss hat eine bestimmte Bedeutung; wenn es verschlossen ist, können Disharmonien entstehen. Für die Harmonisierung der einzelnen Energieschlösser sind nur einfache Übungssequenzen nötig. Dabei werden die angegebenen Schritte immer so lange gehalten, bis ein Pulsieren unter den Fingern spürbar wird. Falls das Pulsieren anfangs noch nicht wahrgenommen werden kann, sollten die einzelnen Schritte zwischen 2 und 20 Minuten gehalten werden. Jeder von uns ist selbst der Künstler und kann entscheiden, wie lange er an einem Schritt verweilen möchte.

Die Energieschlösser im Überblick

Eine grafische Darstellung der »Sicherheits«-Energieschlösser finden Sie auf S. 110f.

- »Sicherheits«-Energieschlösser 1 bis 4 entspringen in der ersten Tiefe.
- »Sicherheits«-Energieschlösser 5 bis 15 entspringen in der zweiten Tiefe.
- »Sicherheits«-Energieschlösser 16 bis 22 entspringen in der dritten Tiefe.
- »Sicherheits«-Energieschloss 23 entspringt in der vierten Tiefe.
- »Sicherheits«-Energieschlösser 24 bis 26 entspringen in der fünften Tiefe.
- Die sechste Tiefe ist allumfassend, ihr ist kein »Sicherheits«-Energieschloss zugeordnet. Sie harmonisiert unser ganzes Wesen und kann durch das Halten der Handinnenflächen oder durch das Strömen des Hauptzentralstroms (siehe S. 11ff.) unterstützt werden.
- Die Tiefen sieben bis neun sind spirituelle Dimensionen.

Zu jedem »Sicherheits«-Energieschloss gibt es eine ausführliche Strömungssequenz, die in den 5-tägigen-Jin-Shin-Jyutsu-Kursen vermittelt wird. Die innere Ausrichtung beim Strömen ist die des Seins; wir selbst »machen« nichts, wir sind nur Beobachter des Harmonisierens. Dabei kann sich die Spannung am besten lösen. Die angegebene Position der »Sicherheits«-Energieschlösser kann immer nur eine etwaige sein, da jeder Mensch anders ist. Die »Sicherheits«-Energieschlösser haben einen Durchmesser von etwa einer Handbreite; meist gibt es ein Zentrum der Spannung, das auf Berührung besonders sensibel reagiert. Beginnen Sie einfach mit den Übungen und sammeln Sie Ihre eigenen Erfahrungen. Alle »Sicherheits«-Energieschlösser, die an der Körpervorderseite liegen, unterstützen das Ausatmen und die vorne absteigende Energie; die »Sicherheits«-Energieschlösser an der Körperrückseite unterstützen das Einatmen und die hinten aufsteigende Energie.

Die erste Tiefe – SES 1 bis 4

Um Leben zu erfahren, entfalten wir uns aus der Einheit kommend über die feinstofflichen

Ebenen bis hin zum physischen Körper. In diesem werden Geist und Seele inkarniert. Es ist die Energie der ersten Tiefe, die diesen Tempel, den wir Körper nennen, baut, erneuert und nährt. Sie entspricht der oberflächlichen Hautschicht, die dem Körper eine Form gibt. Der Selbsthilfe-Kurzgriff für die erste Tiefe (siehe Bild unten) unterstützt Folgendes:

- Harmonisierung aller Projekte, die mit der Haut zu tun haben, z. B. Ekzeme, Hautausschläge, Schuppenflechte, Akne, Neurodermitis
- Haltefunktion des Gewebes und Vorbeugung von Organsenkungen
- Stärkung der Magen- und Milzfunktionsenergie
- Erzeugung von Wärme und Nahrung für einen gesunden Körper, Stärkung der Verdauungsfunktion
- Entwicklung von Kindern im Alter zwischen 0 und 15 Jahren

In der ersten Tiefe werden die Energieschlösser 1 bis 4 geboren. Diese helfen jedoch nicht nur der ersten Tiefe, sondern sie haben darüber hinaus noch vielfältige andere Funktionen.

»Sicherheits«-Energieschloss 1

Lage Die 1 befindet sich an der Innenseite des Knies. Wenn wir

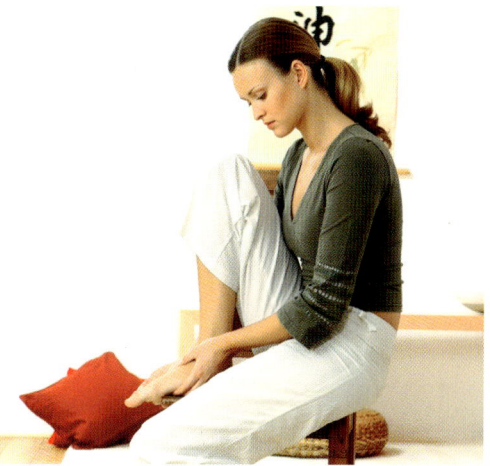

Bei der Harmonisierung der ersten Tiefe werden das »Sicherheits«-Energieschloss 6 und der kleine Zeh geströmt.

die Knie zusammenbringen, berühren sich die beiden 1 ganz automatisch.

Bedeutung Der Urbeweger

Alle Schöpfung entspringt aus der Einheit. SES 1 ist der Anführer der Energieschlösser. Die 1 trägt die Einheit als Erinnerung in sich und wagt den ersten Schritt in das Leben hinaus.

Wenn ein Kind auf die Welt kommt, ist seine erste Bewegung das Ausatmen. Ausatmen ist das Thema der 1. Es bringt die Energie von der höchsten Höhe des Himmels auf die Erde hinunter, damit sie sich manifestieren kann. Dies ist auch die Aufgabe der ersten Tiefe. Finden wir in verschiedenen Bereichen dieselbe Zahl vor, ist die Bedeutung dieser Zahlen meist die gleiche. Die erste Tiefe hilft uns, in das Leben hineinzukommen, unseren Platz, unsere Mitte zu finden, den ersten Schritt zu tun.

Anwendungsmöglichkeiten

Ein kleines Kind verschluckte sich an einem Stück Apfel, das ihm im Hals stecken blieb. Es versuchte, dieses Apfelstück wieder hinauszubefördern, indem es heftig hustete und nach Luft schnappte. Ich eilte herbei, um ihm die beiden 1 an den Knien zu halten. Nun begann das Kind, noch stärker zu husten, und die Mutter sah mich erschrocken an. Da kam das Apfelstückchen auch schon herausgeflogen, die Kleine hustete noch etwas und weinte eine Zeit lang, doch dann war alles wieder gut.

- Wir können den Urbeweger SES 1 immer dann strömen, wenn wir uns im Leben weiterbewegen sollen oder wollen.
- Die 1 hilft der vorne absteigenden Energie, d. h. bei allen Beschwerden, die oberhalb der Taille liegen. Dazu gehören Kopfschmerzen, Migräne, Zahnschmerzen oder wenn uns etwas im Hals stecken bleibt.
- Wenn Babys mit Disharmonien auf die Welt kommen, können wir ihren Zustand radikal verändern, indem wir ein Jahr lang jeden Tag für 20 bis 60 Minuten die 1 halten.
- SES 1 hilft bei Engegefühl im Brustkorb, Atembeschwerden, Asthma bronchiale sowie bei Schluckauf.
- Um Babys und Kindern bei der Nahrungsaufnahme und der Verdauung zu helfen, können Mütter während des Stillens oder Fütterns einfach eine Hand auf die Oberschenkelinnenseite des Kindes legen und so die hohe 1 strömen.
- Die 1 eignet sich auch bei Magenschmerzen, Koliken und jeder Art von Verdauungsbeschwerden.

Aus der Tiefe des Universums

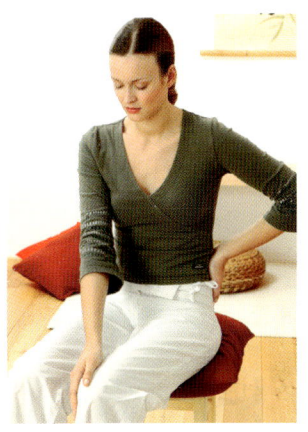

- SES 1 stärkt das Selbstbewusstsein und die Fähigkeit, anderen gegenüber Mitgefühl zu zeigen.

Übung: SES 1 harmonisieren

- Halten Sie die linke 1 mit der rechten Hand und die linke 2 mit der linken Hand und umgekehrt. Dieser Griff hilft nicht nur beim Aus-, sondern auch beim Einatmen.
- Halten Sie beide 1 gleichzeitig. Sie können die rechte Hand auf die rechte 1 legen und die linke Hand auf die linke 1 oder – mit überkreuzten Armen – die rechte Hand auf die linke 1 und die linke Hand auf die rechte 1.
- Als Kurzgriff können Sie einfach Ihre Daumen halten.

Das Strömen der »Sicherheits«-Energieschlösser 1 und 2 harmonisiert SES 1.

Weitere Selbsthilfekombinationen mit SES 1

- Eine Handbreite über der 1 liegt die »hohe 1«. Die hohe 1 in Verbindung mit der gegenüberliegenden hohen 19 zu halten hilft bei Atembeschwerden und Asthma.

»Sicherheits«- Energieschloss 2

Lage Die 2 befindet sich auf der Rückseite des Körpers, etwa am oberen Rand des Hüftknochens.
Bedeutung Weisheit; ERKENNE MICH SELBST, ES IST
Die 2 ist das Symbol der Unterscheidung, des freien Willens des Menschen. SES 2 drückt die Polarität des Lebens aus. Mit der 1 steigt die Energie hinab auf die Erde, die 2 empfängt sie und spiegelt sie in den Gegensätzen, damit sie eine irdische Erfahrung machen und wieder aufsteigen kann. Gewöhnlich ziehen wir die Menschen in unserem Leben an, die uns ergänzen und das ausdrücken, was wir selbst an uns nicht sehen oder nicht mögen – oft kritisieren wir an unserem

Partner genau das, was wir selbst nicht leben. Durch die 2 erkennen wir den Schöpfer im anderen und dadurch auch in uns selbst. So entsteht Weisheit.

Nachdem die 1 die Ausatmung eingeleitet hat, folgt die 2 und atmet ein. Sie hilft, dass die Energie hinten aufsteigen kann. Dadurch werden auch die Beine entlastet. Dies kann man besonders gut sehen, wenn man Menschen beobachtet, die lange stehen müssen, wie z. B. Marktfrauen: Sie stützen oft die Hände in die Hüften und helfen somit ihren Beinen. Auch beim Wandern in den Bergen kann man häufig Menschen sehen, die die Hände an den Hüftkamm stützen – damit wird intuitiv die Einatmung und die Höhenanpassung unterstützt. Als Kurzgriff, der sich insbesondere gut für Wanderungen eignet, kann ein Ring aus Daumen und Ringfinger gebildet werden (siehe S. 46f., Fingerposition 6). Die 2 schickt die Energie den Rücken hinauf und hilft uns dabei, aufrecht zu sein. Sie kräftigt Becken und Rücken.

Anwendungsmöglichkeiten

- SES 2 kann bei schmerzenden, schwachen oder gestauten Beinen geströmt werden.
- Die 2 hilft bei Schwäche und Spannungsgefühl im Rücken, auch während der Schwangerschaft, wenn das ganze Gewicht des Ungeborenen am Rücken zieht.
- SES 2 hilft dem Körperbau, es hilft bei allgemeinen Rückenschmerzen, Bandscheibenvorfällen und Lendenschmerzen (Lumbalgien).
- Die 2 nimmt die mentale Spannung, die den Rücken belastet.
- Das Strömen der 2 hilft immer dann, wenn wir in der Dualität des Lebens gefangen, also im Zwiespalt, in Verzweiflung oder im Zweifel sind.
- SES 2 hilft, Traurigkeit und Sorgen zu harmonisieren.

Übung: SES 2 harmonisieren

- Halten Sie die linke 2 mit der linken Hand und die linke 3 an der Schulter mit der rechten Hand und umgekehrt.
- Halten Sie beide SES 2 gleichzeitig.
- Als Kurzgriff können Sie neben dem Mudra der Fingerposition 6 (siehe S. 46f.) auch einfach Ihre Ringfinger halten.

Weitere Selbsthilfekombinationen mit SES 2

- Bei Durchfall und Verstopfung können Sie SES 2 zusammen mit SES 11 halten, sowohl rechts als auch links.

Einheit – Dualität – Einheit

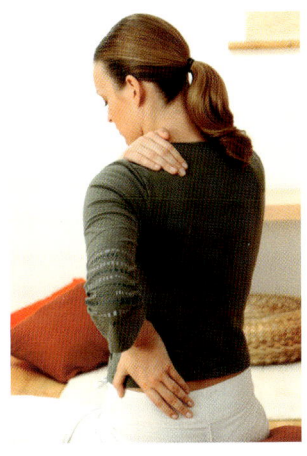

Das Strömen der beiden »Sicherheits«-Energieschlösser 2 und 3 hilft SES 2.

»Sicherheits«-Energieschloss 3

Lage Die 3 liegt an der Rückseite des Körpers, am oberen, inneren Rand des Schulterblatts (in Richtung Wirbelsäule).
Bedeutung **Verständnis, »Tür«, Abwehr von Problemen und Unwohlsein**
Die 3 repräsentiert die hinter der Polarität stehende Einheit. Durch die 3 können wir verstehen, dass Gegensätze nur Ausdruck verschiedener Sichtweisen ein und derselben Wahrheit sind. Dadurch hebt sie uns auf eine neue Stufe, auf die Stufe der Erkenntnis oder sogar der Erleuchtung.
Im Hinblick auf die Atmung stellt die 3 das Tor zur Lunge dar und ist mit der Aus- und der Einatmung sowie mit dem Atemrhythmus verknüpft; Geben und Nehmen befinden sich durch die 3 im Gleichgewicht.
Man kann die 3 mit dem Bild einer schwingenden Tür vergleichen: Sie ist Bewegung und Durchlässigkeit, damit nichts anhaften kann. Sie sagt uns, dass es immer mindestens zwei Sichtweisen gibt, die ständig in Bewegung sind. Der Diagonale Vermittlerstrom, der mit dem Haftenbleiben und Lösen der Einstellungen verknüpft ist, wird bei SES 3 geboren.
Die Redewendung »Aller guten Dinge sind drei« weist auf die Möglichkeit von Kompromiss und Synthese hin.
Anwendungsmöglichkeiten
- Jedes Energieschloss wirkt auch dort, wo es sich am Körper befindet. So hilft uns das SES 3, die Schultern und den oberen Rücken zu entspannen. Damit fällt es uns leichter, unsere Einstellungen loszulassen und gelassener zu werden.

- Vom SES 3 fließt die Energie in die Arme. Hier können wir Beschwerden in den Armen wie z. B. Tennisarm, Karpaltunnelsyndrom, Überbein am Handgelenk sowie Taubheit und Kribbeln in den Fingern harmonisieren.
- Als Atemspezialist harmonisiert SES 3 die Lunge bei allen Lungenkrankheiten wie beispielsweise Erkältungen und (chronische) Bronchitis.
- SES 3 wirkt wie ein körpereigenes Antibiotikum. Es stärkt das Immun- und das Lymphsystem bei allen kritischen Zuständen. Wir können es bei Fieber und Lymphkrankheiten sowie zur Vorbeugung von Krebs- und Autoimmunerkrankungen wie z. B. multiple Sklerose anwenden.

Ich war zu meinem zweiten Kurs mit Mary nach Tucson, Arizona, unterwegs und spürte schon im Flugzeug, dass ich eine Erkältung bekam. Mit schwerem Kopf und Fieber schleppte ich mich am nächsten Tag zum Unterricht. Ich wollte natürlich nichts versäumen.

Mary bemerkte sofort an meinen glasigen Augen, dass etwas nicht stimmte. Sie wies einen Schüler an, seine Hände auf meine SES 3 zu legen und hielt selbst SES 18 und 17 mit ihren beiden Händen. Ich bekam einen heftigen Schweißausbruch, sodass mir das Wasser am ganzen Körper herunterlief. Erstaunt stellte ich nach wenigen Minuten fest, dass mein Kopf freier und das Fieber nicht mehr spürbar war.

Übung: SES 3 harmonisieren
- Strömen Sie die linke 3 mit der rechten Hand. Hängen Sie diese einfach wie einen Kleiderbügel über die Schulter. Halten Sie mit der linken Hand die linke 15 in der Leistenbeuge. Für die andere Seite kehren Sie die Sequenz einfach um.
- Als Kurzgriff können Sie einfach Ihre Mittelfinger halten.

Weitere Selbsthilfekombinationen mit SES 3
- Um Fieber zu senken, legen Sie eine Hand auf die 3 und formen mit dem Daumen und jedem Finger der anderen Hand einen Ring. Wenn Sie andere Menschen strömen, halten Sie die 3 und jeden Finger einzeln.

»Sicherheits«-Energieschloss 4

Lage Die 4 befindet sich an der Schädelbasis, jeweils links und rechts neben dem ersten Halswirbel in einer kleinen Mulde.

Das Strömen der »Sicherheits«-Energieschlösser 3 und 15 harmonisiert SES 3.

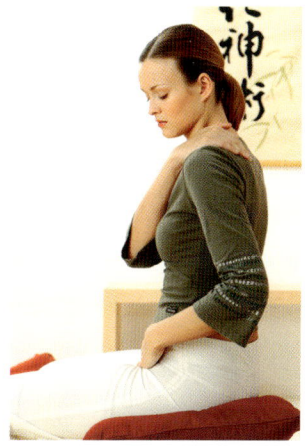

Bedeutung Das »Fenster«, das Licht (Wissen) und Luft (Lebensatem) hereinlässt

SES 4 ist die Brücke, die den Lebensatem vom Unsichtbaren in die sichtbare Form hineinlässt. Sie webt unseren Tempel, den Körper, in dem die Seele wohnt, und ist Ausdruck der Form, die aus den vier Elementen gebildet ist. Die 4 liegt an der Schädelbasis; direkt dahinter befindet sich unser Atemzentrum, das den physischen Atem steuert. Manche Hebammen kennen diese Stelle, weil sie dort die Atmung des Neugeborenen anregen können, und viele junge Mütter nutzen das alte Wissen instinktiv, indem sie genau an dieser empfindlichen Stelle das Köpfchen ihres kleinen Babys halten. Das Halten der 4 hilft Neugeborenen nicht nur bei der Atmung, sondern auch dabei, in der Welt anzukommen. SES 4 öffnet den Energiefluss in den Kopf hinein; es harmonisiert unser Denken und alles, was im Kopf geschieht. Da es wie eine webende Prinzessin die Energie von links nach rechts und umgekehrt verteilt, hilft es auch, die linke und rechte Gehirnhälfte miteinander zu verbinden.

Anwendungsmöglichkeiten
- Das Strömen von SES 4 hilft bei Lese-, Schreib- oder Rechenschwierigkeiten (Legasthenie bzw. Dyskalkulie) sowie bei hyperaktiven Kindern oder ADS (Aufmerksamkeitsdefizitsyndrom).
- Das Halten der 4 beruhigt auch die Gedanken und fördert die Logik.
- Auch bei Schlaflosigkeit können beide SES 4 geströmt werden.
- Die 4 hilft darüber hinaus den Augen und Ohren, sie hilft bei Kopfschmerzen, Nackenver-

Das Strömen der »Sicherheits«-Energieschlösser 4 und 21 harmonisiert SES 4.

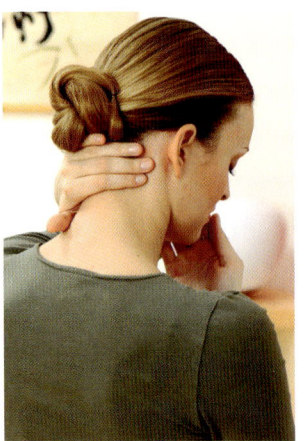

spannung, Schwindel und Nasenbluten.
- SES 4 unterstützt die Energie für den Brustkorb und für die Beine.
- Auch bei Bewusstlosigkeit, Koma oder nach einer Narkose ist das Strömen der 4 hilfreich.

Übung: SES 4 harmonisieren
- Halten Sie mit der linken Hand das rechte SES 4 und mit der rechten Hand unter dem linken Wangenknochen SES 21 und umgekehrt.
- Halten Sie beide SES 4 gleichzeitig.
- Als Kurzgriff können Sie einfach Ihre Ringfinger halten.

Die zweite Tiefe – SES 5 bis 15

Die Betreuerströme fließen tiefer in den Körper hinein und bilden die zweite Tiefe. Hier werden durch den Atem Geist, Seele und Körper harmonisiert. Das dieser Tiefe zugeordnete Gewebe wird im Jin Shin Jyutsu »Tiefe Hautschicht« genannt. Zur »Tiefen Hautschicht« gehören Schleimhaut, Bindegewebe und interstitielles Gewebe, d. h. das Gewebe, das den Raum zwischen Haut, Muskeln und Knochen füllt. Die zweite Tiefe gewährleistet den Zellatmungsprozess, indem sie die zwischenzelluläre Flüssigkeit – ähnlich der Atembewegung – pulsieren und fließen lässt. Der Selbsthilfe-Kurzgriff (siehe Bild S. 59) für die zweite Tiefe unterstützt Folgendes:
- Harmonisierung aller Hautprojekte wie Ekzeme, Neurodermitis, Akne und Schuppenflechte
- Kühlung des Körpers bei Verbrennungen und Fieber

- Vermeidung von Schwangerschaftsstreifen und schlaffem Bindegewebe
- Milderung bei Gürtelrose
- Vermeidung von Ansammlungen im Gewebe (z. B. Zysten und Tumore)
- Entwicklung von Jugendlichen und Erwachsenen im Alter zwischen 16 und 30 Jahren
- Harmonisierung von Bronchitis, Asthma bronchiale und Erkrankungen der Lunge sowie des Dickdarms
- Linderung bei Muskelverspannungen und Krämpfen

In der zweiten Tiefe werden die »Sicherheits«-Energieschlösser 5 bis 15 geboren, die vielfältige Aufgaben und übergreifende Funktionen haben.

»Sicherheits«-Energieschloss 5

Lage Die 5 liegt unterhalb des inneren Fußknöchels zwischen Knöchel und Ferse.

Bedeutung Erneuerung, Ablegen vom Altem, Annehmen von Neuem

Die Zahl Fünf ist das Symbol für den Menschen. Hier kommen die vier Elemente der Form mit dem fünften Element, das Quintessenz oder Äther genannt wird, zusammen. Der Mensch möchte wach-

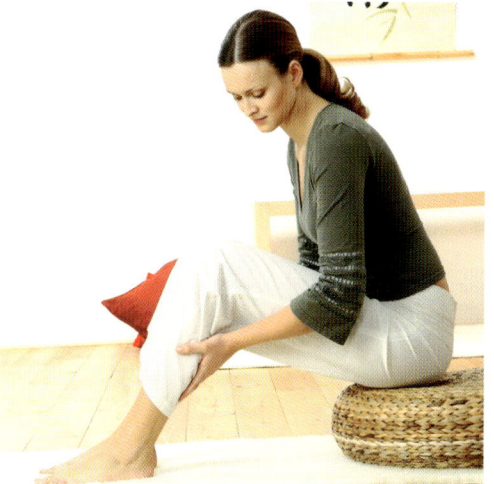

Bei der Harmonisierung der zweiten Tiefe werden beide Waden gehalten.

sen und sich über die fünf Sinne erheben. Bevor er sich jedoch über sie erheben kann, muss er sie erfahren.
Wachstum bedeutet, das Alte und Gewohnte loszulassen, um Neues und Unbekanntes unvoreingenommen kennen zu lernen. Davor haben die meisten Menschen Angst. Aber im Herzen kann der Mensch diese Angst überwinden und Gegensätze vereinigen. Daraus erwacht der neue Mensch mit der Fähigkeit zu lieben.
SES 5 hilft, alte Gedanken und Gewohnheiten abzulegen und eine neue Ausrichtung zu finden. Die Erneuerung, die durch ein harmonisches SES 5 stattfinden kann, erstreckt sich auch auf die Fortpflanzung und die damit verbundenen Organe. So berichtete eine Kursteilnehmerin davon, wie sie durch das Strömen von SES 5 einmal extreme Menstruationsbeschwerden überwand: Sie spürte, wie die Schmerzen wellenförmig weniger wurden, bis die Spannung sich schließlich ganz auflöste und die Beschwerden verschwanden.

Anwendungsmöglichkeiten

- Das Halten von SES 5 hilft bei allen Projekten mit den Fortpflanzungsorganen; es steigert die Fruchtbarkeit und stärkt Gebärmutter (Uterus), Eierstöcke und Prostata.
- Ein harmonisches SES 5 nimmt Ängste und Unsicherheiten, die auch die Ursache für Asthma bronchiale sein können.
- Die 5 unterstützt die Nierenenergie.
- Das Halten der 5 hilft dem Brustkorb der gegenüberliegenden Seite sowie bei gebrochenem Schlüsselbein.
- Die 5 stärkt die Ohren und hilft bei Tinnitus.

Übung: SES 5 harmonisieren

- Legen Sie die rechte Hand an das rechte SES 5 und die linke Hand auf das linke SES 15 in der Leistenbeuge. Um die andere Seite zu harmonisieren, kehren Sie die Sequenz einfach um.
- Halten Sie beide SES 5.
- Als Kurzgriff können Sie einfach Ihre Zeigefinger halten.

Weitere Selbsthilfekombinationen mit SES 5

- Halten Sie die rechte 5 mit der rechten Hand und die rechte 16 (siehe S. 80) mit der linken Hand und umgekehrt. Dies ist ein allgemeiner Schmerzgriff. Er hat sich jedoch auch bei Arthrose und Arthritis sowie bei Nervenschmerzen (Neuralgien) sehr gut bewährt.

Balance und Ausgeglichenheit

»Sicherheits«-Energieschloss 6

Lage Die 6 befindet sich am höchsten Punkt der inneren Fußwölbung.

Bedeutung Gleichgewicht, Unterscheidungsfähigkeit

Der Mensch bringt mit Hilfe von SES 6 Gleichgewicht in sein Leben, indem er die universellen Gesetze erkennt und sie befolgt. Ausatmen und Einatmen müssen im Gleichgewicht sein, ebenso wie männliche und weibliche Energien. SES 6 bringt Ausgeglichenheit und Liebe. Es hilft uns, diese Gesetze einzuhalten und zu unterscheiden, was wir auf unserem Lebensweg brauchen. Mit SES 6 kommen wir in Balance – sowohl in unserer körperlichen Statur als auch ethisch-moralisch. SES 6 kann uns harmonisieren, wenn wir aus dem Gleichgewicht geraten sind, ganz gleich auf welcher Ebene.

Anwendungsmöglichkeiten
- Die 6 kann bei allen Arten von Gleichgewichtsstörungen und Schwindel gehalten werden, auch bei Drehschwindel.
- SES 6 hilft den Ohren.
- SES 6 hilft bei Verdauungsprojekten.
- Die 6 ist wie ein Chiropraktiker: Sie hilft der Hüfte derselben Seite und der Schulter der gegenüberliegenden Seite.

Übung: SES 6 harmonisieren
- Ziehen Sie das linke Bein bequem zu sich heran. Strömen Sie die linke 6 mit der rechten Hand und die linke 15 mit der linken Hand. Kehren Sie die Sequenz für die andere Seite einfach um.
- Strömen Sie beide SES 6.
- Als Kurzgriff können Sie einfach beide Mittelfinger halten.

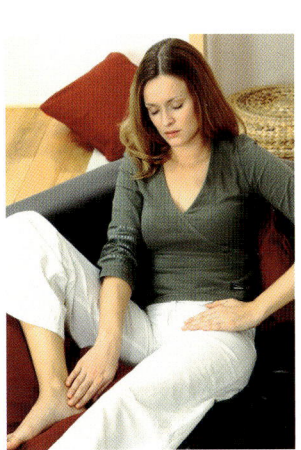

Das Strömen der »Sicherheits«-Energieschlösser 5 und 15 harmonisiert SES 5.

Weitere Selbsthilfekombinationen mit SES 6

- Um der Statik des Körpers zu helfen, d.h. bei Hüftbeschwerden, Fehlentwicklungen der Hüfte und künstlicher Hüfte, halten Sie SES 6 zusammen mit SES 2.
- Bei allen Beschwerden im Fußbereich können Sie die linke 6 mit der rechten Hand und den linken kleinen Zeh mit der linken Hand strömen und umgekehrt.

»Sicherheits«-Energieschloss 7

Lage Die 7 liegt direkt an der Spitze des großen Zehs. Umgreifen Sie zum Strömen einfach den gesamten vorderen Zeh.

Bedeutung Sieg, vollkommene Lebenskraft

Beim Ausatmen fließt die Energie des Betreuerstroms vom Kopf hinunter bis zu den Zehen. SES 7 empfängt den Lebensatem, reinigt ihn und schickt ihn wieder nach oben zum Kopf.

Die Sieben steht für die vollkommene Schöpfung. Am siebten Tag war die Schöpfung perfekt. Die Sieben ist die Zahl göttlicher Harmonie. Wenn wir uns nicht bemühen zu sein, wer wir sind, sind wir Sieben, vollkommene Lebenskraft.

Es gibt sieben Farbstrahlen, sieben Musiknoten, in sieben Tagen heilt eine Wunde. Sieben Jahre ist ein Zyklus, in dem sich unsere Seele entwickelt und wandelt und immer wieder neue Impulse erhält. Mary Burmeister sagt, dass sich der gesamte Körper erneuern kann, wenn wir jemanden sieben Jahre lang regelmäßig strömen.

Da der Atem durch SES 7 vom Kopf bis zu den Füßen fließt, hilft es bei Kopfschmerzen und übermäßiger Aktivität des Gehirns. Es

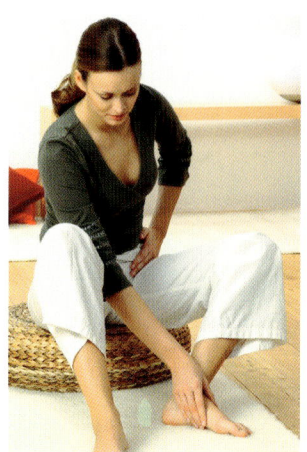

Das Strömen der »Sicherheits«-Energieschlösser 6 und 15 harmonisiert SES 6.

Vervollkommnung der Persönlichkeit

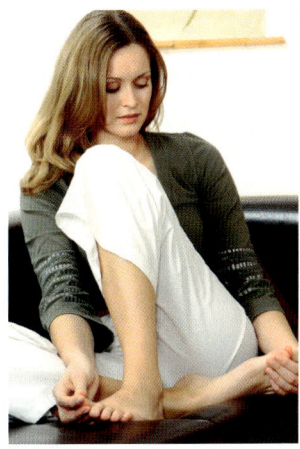

SES 7 wird harmonisiert, wenn beide »Sicherheits«-Energieschlösser 7 gleichzeitig geströmt werden.

unterstützt auch das Sonnenorgan Zirbeldrüse, das Licht aufnimmt und durch die Ausschüttung von Hormonen stimmungsaufhellend wirkt.

Anwendungsmöglichkeiten
- Das Strömen der 7 hilft bei Kopfschmerzen und übermäßiger geistiger Aktivität sowie bei Lernschwierigkeiten.
- SES 7 erdet uns und hilft Menschen, die leicht die Kontrolle verlieren; es hilft Kindern und Erwachsenen bei Temperamentsausbrüchen.
- SES 7 kann vorbeugend gegen Schlaganfälle geströmt werden.
- Die 7 bietet schnelle Hilfe bei einem Asthmaanfall oder Schock.
- Das Halten von SES 7 stärkt die Herzfunktion und hilft bei Bluthochdruck.
- Wer häufig unter Krämpfen in den Verdauungsorganen wie z. B. im Magen oder im Darm leidet, kann sich damit helfen, den großen Zeh seitlich links und rechts vom Zehennagel zu halten. Damit wird gleichzeitig auch die Milz- und Leberenergie harmonisiert.

Übung: SES 7 harmonisieren
- Halten Sie beide SES 7. Sie können sowohl gleichzeitig als auch mit überkreuzten Armen gehalten werden.
- Strömen Sie die rechte 15 mit der rechten Hand und die linke 2 mit der linken Hand.
- Als Kurzgriff halten Sie einfach beide Ringfinger.

»Sicherheits«- Energieschloss 8

Lage Die 8 liegt seitlich am Bein, an der Außenseite der Kniekehle.
Bedeutung Rhythmus, Stärke, Frieden

Die Acht ist eine kosmische Zahl. SES 8 hilft, uns in die Rhythmen der universellen Bewegung einzufinden.

Leben ist ewiger Wandel; sich anzuvertrauen, den eigenen Rhythmus zu finden, ist die einzige Sicherheit. Haben wir mit der 7 alle Probleme unseres irdischen Lebens gemeistert und unseren Platz im göttlichen Plan gefunden, geht es mit der 8 in erster Linie um die Vervollkommnung unseres Wesens.

Wir leben auf der Erde und bringen den Himmel herein. Die liegende Acht ist das Zeichen der Unendlichkeit. SES 8 verbindet uns mit dem immerwährenden, unendlichen Rhythmus des Universums, in dem wir Stärke und Frieden erleben. Im Tai Chi und Qi Gong wird die Stelle von SES 8 gelockert, um einen festen Stand auf dem Boden zu haben und um die Energie frei durch das Becken fließen zu lassen. SES 8 harmonisiert alles, was mit dem Becken zusammenhängt. Befindet sich SES 8 in Harmonie, können Wunder wie das der Empfängnis geschehen. Durch das Halten von SES 8 kommt »Acht«samkeit in unser Leben. Wenn die 8 offen ist, können wir dem Wandel des Lebens folgen. Dann wird das Leben im wahrsten Sinne des Wortes zauberhaft. Neulich erzählte mir eine Patientin, dass sie beim Umsteigen den Anschlusszug verpasste. Sie war wütend, da sie am Zielbahnhof abgeholt werden sollte und nun zu spät kam. Doch im nächsten Zug traf sie ganz überraschend einen alten Freund, den sie schon jahrelang nicht mehr gesehen hatte – und jetzt freute sie sich über die Verspätung. Wenn wir uns auf den Zauber des Lebens einlassen, finden wir in jeder verpassten Gelegenheit, in jedem Ungeschick das Positive. Denn jedes Problem hält auch ein Geschenk für uns bereit. Durch die 8 sind wir im Einklang mit dem kosmischen Rhythmus. Sie hilft uns, darauf zu vertrauen, dass alles, was auf uns zukommt, seine Richtigkeit hat.

Anwendungsmöglichkeiten

- SES 8 öffnet das Becken und erleichtert die Geburt.
- Die 8 fördert die Aufnahme- und Ausscheidungsfunktion; bei Verstopfung hilft die linke 8, bei Durchfall die rechte 8.
- Das Halten von SES 8 harmonisiert die Fortpflanzungsorgane sowie die Schulter auf der gegenüberliegenden Seite.
- Die 8 harmonisiert den Muskeltonus (d. h. die Muskelspannung). Sie hilft bei Muskelkater, Muskelkrämpfen und Verspannungen.

Übung: **SES 8** harmonisieren

- Halten Sie beide SES 8.
- Strömen Sie mit der linken Hand die linke 25 und mit der rechten Hand die rechte 2.
- Als Kurzgriff halten Sie einfach die Zeigefinger.

Weitere Selbsthilfekombinationen mit *SES 8*

- Zur Unterstützung der Wehen und der Geburt legen Sie eine Hand auf das Kreuzbein und die andere auf SES 8.
- Bei Zahnschmerzen, Zahnfleischbeschwerden und zahnenden Kindern legen Sie eine Hand an die schmerzende Stelle und die andere Hand an die tiefe 8 (eine Handbreite unterhalb der 8) und danach an SES 16.
- Bei allen Hauterkrankungen wie Ausschläge und Verbrennungen können SES 8 und gleichzeitig die Waden gehalten werden.

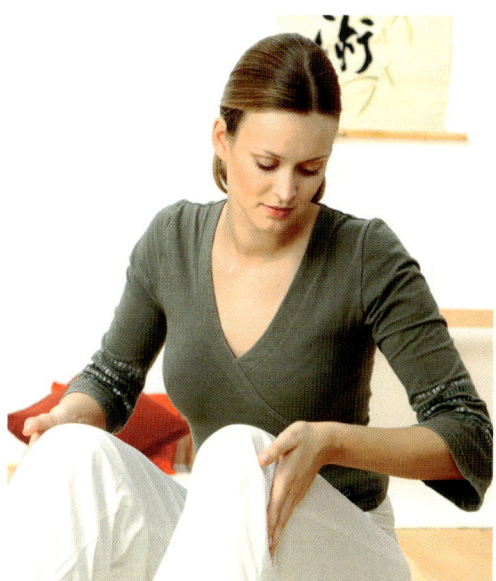

SES 8 wird harmonisiert, wenn beide 8 gleichzeitig geströmt werden.

»Sicherheits«-Energieschloss 9

Lage Die 9 liegt auf der Rückseite des Körpers, links und rechts neben dem Muskelstrang der Wirbelsäule, etwa auf der Höhe der Unterkanten der beiden Schulterblätter.

Bedeutung Das Ende eines Zyklus ist der Anfang eines neuen

SES 9 beendet den ersten Zahlenzyklus von Eins bis Neun. Die Zehn ist wieder eine neue Eins mit höherer Schwingung. Dieses durch die Neun repräsentierte Ende ist gleichzeitig der Same für den Neubeginn.

Wenn eine Pflanze im Zyklus des Jahres welk wird und stirbt, hinterlässt sie Samen. In diesem Samen schlummert die Erinnerung des Lebens der Pflanze und die Verheißung eines frischen Neubeginns.

SES 9 hilft uns dabei, die Vergangenheit loszulassen. Alles, was für uns nicht mehr stimmt, müssen wir beenden – sei es eine Beziehung, ein Arbeitsverhältnis, eine krank machende Lebensweise. Erst dann kann etwas Neues entstehen. Damit uns das nicht im wahrsten Sinne des Wortes den Boden unter den Füßen wegzieht, unterstützt SES 9 die Füße. SES 9 wohnt in der Taillenebene, in der auch die Verdauungsorgane angesiedelt sind. Es unterstützt somit auch alle Verdauungsprozesse sowie Leber, Milz und Bauchspeicheldrüse. Durch die Verbindung zum Zwerchfell öffnet sie die Atmung.

Anwendungsmöglichkeiten

- Das rechte SES 9 hilft der Leber und der Gallenblase, etwa bei stechenden Schmerzen oder Gallenkoliken. Es harmonisiert Ärger, Wut, Gereiztheit und Frustration.
- Das linke SES 9 unterstützt Magen, Milz und Bauchspeicheldrüse und harmonisiert die Sorgen, das Grübeln und übermäßiges Denken.
- Stress belastet vor allem die Herz- und die Leberenergie; somit stellt SES 9 einen wertvollen Griff bei Anspannung und Stress dar.
- SES 9 entspannt das Zwerchfell und den mittleren Rücken; darüber hinaus verbessert es die Atmung.
- Auch bei Entzündungen der Nasennebenhöhlen (Sinusitis), verstopfter Nase, Asthma bronchiale und Allergien ist die 9 ein wertvoller Helfer.
- Alle Fußprojekte wie Verhornungen, Hühneraugen, Schwielen und die »X-Großzehe« (Hallux valgus) finden durch SES 9 Linderung.

Ewige Kreisläufe

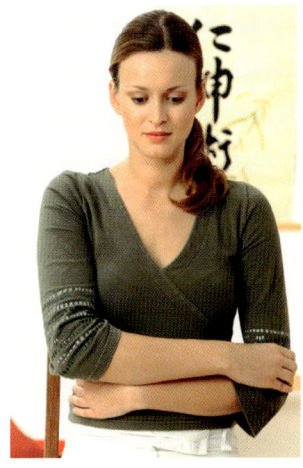

Das Strömen der »Sicherheits«-Energieschlösser 19 und 14 harmonisiert SES 9.

Weitere Selbsthilfekombinationen mit SES 9

- Strömen Sie die rechte 8 mit der einen und die rechte 16 mit der anderen Hand, um rechten Rücken und rechte 9 zu unterstützen (siehe S. 81). Für die linke Seite kehren Sie die Sequenz um.
- Bei Bluthochdruck legen Sie die linke Hand auf die rechte 9 (oder 19) und die rechte Hand rechts neben das Steißbein.

»Sicherheits«-Energieschloss 10

Lage Die 10 befindet sich auf der Rückseite des Körpers zwischen Schulterblatt und Wirbelsäule, etwa auf Höhe der Schulterblattmitte.

Bedeutung Ausströmen grenzenloser Lebenskraft

Was in der 1 beginnt, findet nun in der 10 seine Vollendung. Wenn SES 10 offen ist, kann der innere Schatz der Erfahrung nach außen strömen. Dann erleben wir grenzenlose Vitalität und die Überfülle der Lebensenergie. Die 10 öffnet den Brustkorb und lässt Freude und Liebe nach außen

- Als ausgleichendes Energieschloss in der Mitte des Rückens harmonisiert die 9 auch den Blutdruck.

Übung: SES 9 harmonisieren

- Da es aufgrund seiner Lage schwierig ist, SES 9 an sich selbst zu halten, kann SES 19 auf der Daumenseite des Ellbogens oder die gegenüberliegende 14 geströmt werden, d. h., für die linke 9 legen Sie die rechte Hand auf die linke 19 und die linke Hand auf die rechte 14 und umgekehrt.
- Als Kurzgriff können Sie einfach Ihre Daumen halten.

strahlen. Sie ist dem Herzen zugeordnet. Ihr Thema ist das Zulassen von Gefühlen; nicht gelebte Emotionen verhärten sich im oberen Rücken und machen uns hart und herzlos. Wenn sie durch das Strömen wieder auftauen, können manchmal auch Tränen fließen. Ist der Brustkorb frei, haben wir eine starke Stimme und ein starkes Herz, das Dankbarkeit und Demut zulassen kann. Wir stehen zu uns und leben aus dem Herzen, ohne Bemühung. Heiterkeit und Gelassenheit entstehen. SES 10 hilft bei allen Herz-Kreislauf-Projekten.

Anwendungsmöglichkeiten

- Die 10 öffnet den Brustkorb und harmonisiert Atem und Gefühle.
- Sie harmonisiert Stress und alle Liebesangelegenheiten.
- SES 10 hilft bei Erkrankungen der Lunge, der Nieren und des Herz-Kreislauf-Systems, u. a. bei Bluthochdruck, Arteriosklerose und zur Vorbeugung gegen Schlaganfall.
- Die 10 harmonisiert Knie, Hüften und Nacken und hilft bei Pollen- und Hausstauballergien.
- Ein offenes SES 10 stärkt die Stimme und hilft bei Verlust der Stimme, Stottern und Heiserkeit. SES 10 ist folglich gut für Sänger und Menschen, die viel reden müssen.
- Die 10 hilft bei Zuckungen im Gesicht, bei Gesichtslähmung und bei Erkrankungen des Gehirns wie z. B. Parkinson und Alzheimer.

Übung: SES 10 harmonisieren

- Da auch SES 10 schwer erreichbar ist, können Sie stattdessen die hohe 19 (eine Handbreite über SES 19) oder die gegenüberliegende 13 (vorne am Brustkorb) halten: Für die rechte 10 legen Sie die linke Hand an die rechte hohe 19 und die rechte Hand an die linke 13. Kehren Sie die Sequenz für die andere Seite um.
- Als Kurzgriff halten Sie auch einfach beide Zeigefinger.

Weitere Selbsthilfekombinationen mit SES 10

- Um den gesamten Brustkorb und die Atmung zu öffnen, halten Sie die 10 (oder die hohe 19) mit der gegenüberliegenden hohen 1 (siehe S. 85).

»Sicherheits«-Energieschloss 11

Lage Die 11 liegt genau oben auf der Schulter. Der Einflussbereich des Energieschlosses reicht vom Hals bis zur Schulterhöhe und berührt nach unten fast SES 3.

Öffnung und liebende Gelassenheit

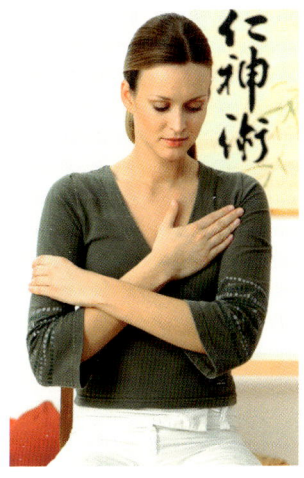

Das Strömen des »Sicherheits«-Energieschlosses hohe19 und des Sicherheits«-Energieschlosses 13 harmonisiert SES 10.

Bedeutung Gerechtigkeit; Entladen von überflüssigem Gepäck

SES 11 bedeutet das Loslassen, das Entladen überflüssigen Gepäcks. Das Energieschloss ist die Nabe aller Energieschlösser, um die sich alles dreht. Von seiner Schwingung hängt die Harmonie aller anderen Schlösser ab. Wenn SES 11 offen ist, besitzen wir die Fähigkeit, uns nicht zu sehr an die Dinge und Menschen anzuhaften, sondern unsere kleine begrenzte Sichtweise zu erweitern.

Entspannte Schultern bringen große Gelassenheit in unser Leben; sie sind die Voraussetzung für körperliche, seelische und geistige Entspannung. SES 11 harmonisiert den Atem und mit ihm unser ganzes Wesen. Die 11 liegt oben auf unseren Schultern und ist mit den beiden Waagschalen der Gerechtigkeit vergleichbar. Wir lernen zu unterscheiden, was wirklich in unserer Verantwortung liegt: Wir müssen nicht für alles zuständig sein und uns um alles sorgen.

Eine Frau erzählte mir einmal, dass sie durch das Strömen von »Sicherheits«-Energieschloss 11 ihren Blutdruck deutlich senken konnte. Sie erzählte mir jedoch auch, dass sie dadurch vor allem eingesehen habe, nicht für alles verantwortlich zu sein, und so einfach loslassen konnte.

Deshalb ist SES 11 eines der wichtigsten Energieschlösser. Durch die 11 können wir alle Einstellungen, alle Negativität, alles belastende »hätte ich«, »ich müsste« und »ich sollte« reinigen und uns in einen kosmischen Rhythmus einstimmen, in dem »nichts ist«.

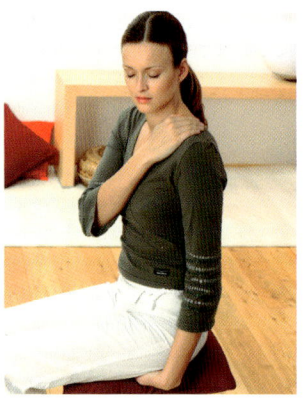 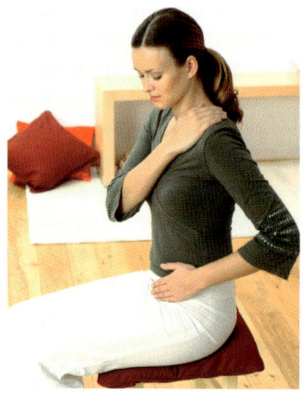

Strömen Sie die 11 und die 25 (Bild links), um der Körpervorderseite zu helfen; strömen Sie SES 11 und 15 (Bild rechts), um der Körperrückseite zu helfen.

Anwendungsmöglichkeiten
- SES 11 löst das Zwerchfell und befreit den Atem.
- Durch die 11 können wir alle Emotionen lösen, vor allem Traurigkeit, Ängste und negatives Denken.
- SES 11 löst Zweifel und hilft, Entscheidungen zu treffen.
- Die 11 harmonisiert den Schultergürtel, sodass in die Arme, Hände und Finger sowie in den Kopf wieder Energie fließen kann. Es dient auch zur Vorbeugung von Schlaganfällen und bietet sich bei Bluthochdruck an.
- Darüber hinaus unterstützt SES 11 die Schilddrüse und hilft bei Schleudertrauma, Kopfschmerzen, Tennisarm, Überbein am Handgelenk, Karpaltunnelsyndrom und Kribbeln sowie Taubheit in den Fingern.
- Wenn die Schultern frei sind, fließt die Energie auch harmonisch durch das Becken. Durch das Halten von SES 11 können wir die Sexualorgane unterstützen und bei Leistenbruch und Ischiasschmerzen helfen.
- Das Strömen von SES 11 fördert zudem den Stuhlgang.

Übung: SES 11 harmonisieren
- Halten Sie die linke 11 mit der rechten Hand. Hängen Sie sie einfach wie einen Kleiderbügel über die Schulter. Strömen Sie

mit der linken Hand die linke 25 am Sitzknochen. Setzen Sie sich dabei einfach auf Ihre Hand. Diese Sequenz hilft vor allem der vorne absteigenden Energie. Strömen Sie die rechte Körperseite, indem Sie die Sequenz umkehren.
- Halten Sie die linke 11 mit der rechten Hand und die linke 15 mit der linken Hand. Dies hilft vor allem der hinten aufsteigenden Energie. Kehren Sie die Sequenz für die andere Körperhälfte um.
- Halten Sie beide SES 11 gleichzeitig.
- Als Kurzgriff halten Sie einfach den Zeigefinger.

Weitere Selbsthilfekombinationen mit SES 11

- Bei hormonellen Umstellungen, wie sie beispielsweise in den Wechseljahren oder in der Pubertät auftreten, strömen Sie nacheinander die 4, die 12, die 11 und die 3 mit einer Hand, während Sie mit der anderen Hand einen Ring aus Daumen und Ringfinger bilden.

»Sicherheits«- Energieschloss 12

Lage Die 12 befindet sich in der Mitte des Nackens, links und rechts neben der Halswirbelsäule.

Bedeutung **»Nicht mein Wille, sondern dein Wille geschehe«, universelle Führung**

Haben wir mit SES 11 alles Überflüssige losgelassen, können wir uns mit der 12 dem universellen Willen hingeben.

Das Energieschloss sagt uns: »Nicht mein Wille, sondern dein Wille geschehe«. Es stellt die Anbindung an die universelle Quelle dar, das Loslassen von Vergangenheit, Gegenwart und Zukunft, um in vollem Vertrauen bedingungslose kosmische Liebe zu »sein«. Die Zahl Zwölf ist eine energetisch machtvolle Einheit; sie taucht beispielsweise bei den zwölf Aposteln, den zwölf Tierkreiszeichen, den zwölf Brustwirbeln und den zwölf Monaten immer wieder im Laufe unseres Lebens auf.

Der Nacken ist die schmale Verbindung, durch die alle Energieströme zum Kopf auf- und vom Kopf absteigen. Wenn sie offen ist, bleiben wir weich und geschmeidig.

Ist SES 12 nicht offen, schwillt uns vor Wut der Nacken, oder die Angst sitzt uns im Nacken – so beschreiben Redewendungen der alten Volksweisheit die Verbindung der Emotionen zu dieser Körperregion. Wenn uns die großen Zusammenhänge einer Sache fehlen, werden wir halsstarrig oder wollen mit dem Kopf durch die Wand. Tiere halten ihre Jungen bei SES 12 am Nacken, und diese wiederum geben sich in vollem Vertrauen an das Größere hin. Das Halten von SES 12 bietet sich vor allem zusammen mit SES 11 bei allen Projekten der Halswirbelsäule und des Schultergürtels an. Beide helfen uns, die Einstellungen – Sorge, Angst, Wut, Traurigkeit und Bemühung – zu lösen und die Freude »zu sein«.

Anwendungsmöglichkeiten

- »Sicherheits«-Energieschloss 12 löst alle emotionalen Spannungszustände.
- Die 12 hilft uns dabei, Demut zu entwickeln.
- SES 12 hilft bei Schmerzen im Nacken, bei Bandscheibenbeschwerden im Halswirbelsäulenbereich und bei Schleudertrauma.
- Das Halten der 12 hat sich ebenfalls bei Kopfschmerzen, Nervenschmerzen im Gesicht

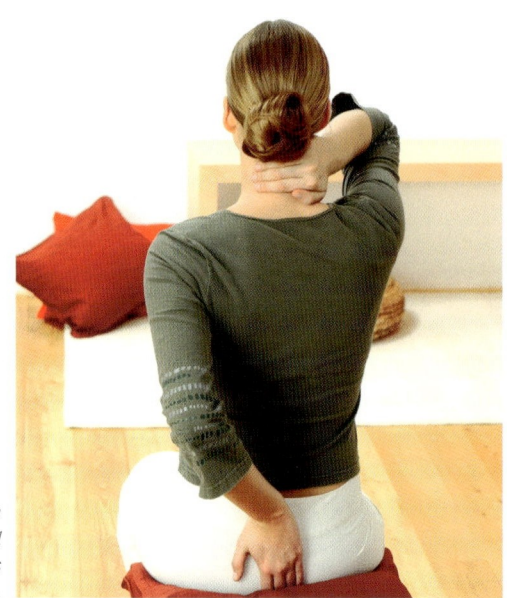

Das Strömen der 12 und des Steißbeins hilft SES 12.

(so genannten Trigeminus-
neuralgien) und Gesichtsläh-
mungen bewährt. Halten Sie
hierfür die 12 direkt unterhalb
des Ohrs.
- SES 12 hilft bei Leistenbruch
und Hüftbeschwerden.
- Strömen Sie die 12, um die
Verdauung anzuregen und um
Leber, Gallenblase und Blase zu
harmonisieren.
- Ist SES 12 offen, kann dies
Schlaganfällen und Bluthochdruck vorbeugen.

Übung: SES 12 harmonisieren

- Strömen Sie mit der rechten
Hand die linke 12 und mit der
linken Hand das Steißbein. Kehren Sie die Sequenz für die andere Seite um.
- Halten Sie beide SES 12 gleichzeitig.
- Als Kurzgriff halten Sie einfach
den Mittelfinger.

Weitere Selbsthilfekombinationen mit SES 12

- Halten Sie die linke 12 mit der
rechten Hand und die rechte
14 mit der linken Hand bei allen Arten von Verdauungsbeschwerden – sei es das Verdau-
en von Nahrung oder auch das
Verdauen von möglicherweise
verdrängten Gefühlen.

»Sicherheits«- Energieschloss 13

Lage Die 13 liegt vorne am
Brustkorb, etwa am Brustansatz,
knapp unterhalb der dritten
Rippe.

Bedeutung Fruchtbarkeit,
»Liebe deine Feinde«

Wenn wir uns mit SES 12 ganz
der universellen Führung hingeben, lässt uns die 13 die Schönheit der Schöpfung erblicken. Mit
der 13 kann die Kraft des Schöpfers empfangen werden. Sie öffnet den Brustkorb, und das Herz
geht auf.
SES 13 hilft uns, Fehler zu erkennen und »Schuld« zuzugeben.
Das bedeutet, dass wir unseren
eigenen Anteil an Schuld annehmen und uns selbst und anderen
vergeben. Durch das Öffnen von
SES 13 fließt uns neue Kraft zu,
und wir werden wieder kreativ.
SES 13 ist ein Jungbrunnen und
Fruchtbarkeitsspezialist. Es zu
strömen ist vor allem wichtig
während der Schwangerschaft
und nach der Entbindung, für
Mutter und Kind.
Die 13 nährt auch das Kind in
uns und hält uns innerlich offen,
staunend und enthusiastisch –
und damit jung. Sie harmonisiert
alle Herzensangelegenheiten und
hilft, Emotionen und Tränen zu
lösen. Durch seine Zuordnung

SES 13 wird harmonisiert, wenn beide 13 gleichzeitig geströmt werden.

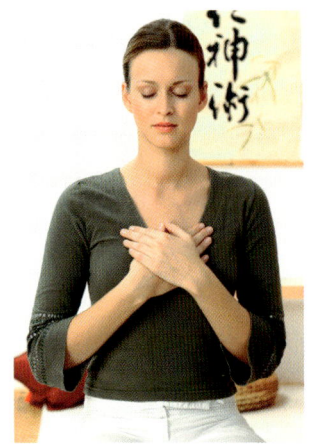

zur Thymusdrüse stellt SES 13 den Schlüssel zu einem gesunden Immunsystem dar und kann bei allen kritischen Zuständen angewendet werden.

Anwendungsmöglichkeiten

- SES 13 ist der ideale Begleiter während der Schwangerschaft und beim Stillen.
- Die 13 hilft bei Frauenkrankheiten und Menstruationsbeschwerden.
- SES 13 wirkt als hormoneller Ausgleich, auch bei Hitzewallungen während der Wechseljahre.
- Es unterstützt Kinder im Wachstum.
- Darüber hinaus harmonisiert es bei allen Arten von Süchten, Essstörungen und emotionalen Störungen und regelt den Appetit. Es hilft bei Depressionen und Ängsten.

Eine Frau war wegen psychischen Störungen schon sehr lange und immer wieder in Behandlung. Da sie keine Besserung erfuhr und sich auch nicht verstanden fühlte, brach sie die Behandlung erneut ab. Da hörte sie von Jin Shin Jyutsu und konsultierte einen Heilpraktiker, der diese Kunst ausübte. Sie war erleichtert, dass er nicht so viele Fragen stellte und sie einfach nur strömte. Nach einem Jahr hatte sie die Krise vollständig überwunden, und es ging ihr wieder gut.

- »Sicherheits«-Energieschloss 13 wirkt unterstützend bei Krebs- und Autoimmunerkrankungen wie multiple Sklerose; die 13 stärkt das Immunsystem und hilft bei allen lebensbedrohlichen Projekten sowie bei allen Arten von Blutkrankheiten.

Übung: SES 13 harmonisieren

- Strömen Sie beide SES 13 gleichzeitig.

- Halten Sie die hohe 19 auf beiden Seiten und anschließend nacheinander den rechten Zeigefinger, den rechten kleinen Finger, den linken Zeigefinger und den linken kleinen Finger.
- Als Kurzgriff halten Sie einfach den Mittelfinger.

»Sicherheits«-Energieschloss 14

Lage Die 14 liegt an der Vorderseite des Körpers, unterhalb des letzten Rippenbogens.

Bedeutung Gleichgewicht, Nahrung

Energieschloss 14 lehrt uns, unser Leben im Gleichgewicht mit den himmlischen und irdischen Kräften zu leben. Es ist die Geschichte des Menschen (1 + 4 = 5), der Himmel und Erde in sich vereint. Alle schöpferischen Gedanken, die aus der 13 in uns hineinfließen, werden hier verarbeitet, damit eine harmonische Handlung entstehen kann. Die Lage von SES 14 lässt erkennen, dass die 14 mit allen Verdauungsprozessen zu tun hat: Hier sitzen Magen, Milz, Bauchspeicheldrüse, Leber und Gallenblase. Die 14 ist nicht nur mit der Nahrung, die verdaut wird, verknüpft, sondern auch mit allem anderen, was im Laufe des Tages auf uns niederprasselt. Kleine Kinder reagieren oft mit Bauchschmerzen, wenn sie zu vielen Eindrücken ausgesetzt sind. Was wir nicht verarbeiten können, bereitet uns Magenschmerzen. Alles, was wir hören, denken, sehen und fühlen, nährt uns. Führen wir uns auch positive Eindrücke zu oder hören und lesen wir immer nur Horrormeldungen? Haben wir nährende Beziehungen? All das wird in der 14 – in unserer Mitte – umgewandelt und bewertet: »Erkenne mich Selbst.«

Die Wissenschaftler sprechen mittlerweile sogar von einem »Bauchgehirn«; sie gehen davon aus, dass im Bauchraum des Menschen mehr Nervenzellen angesiedelt sind als im Gehirn. Wir kennen das als diesen ersten Impuls, der uns »aus dem Bauch heraus« handeln lässt.

Wenn die 14 in Disharmonie ist, fühlen wir uns nicht genug genährt. Unser Lebensgefühl ist geprägt von Mangel. Dann beginnen wir, uns mit dem, was andere haben, zu vergleichen. Es entstehen Neid, Eifersucht, Konkurrenzdenken und Gier. SES 14 hilft uns, ein Gleichgewicht in der Welt zu finden, Geben und Nehmen in Einklang zu halten und die Energie vom oberen Teil des Körpers – auch Himmel genannt – in den unteren Teil des Körpers – auch Erde genannt – fließen zu lassen.

Anwendungsmöglichkeiten

- SES 14 hilft uns, uns anzupassen; es hilft dem inneren und äußeren Gleichgewicht und damit auch bei Schwindel.
- Die 14 kann bei allen Verdauungsprojekten wie z. B. Bauchschmerzen und Sodbrennen geströmt werden.
- Die 14 harmonisiert Ärger, Sorgen und Stress.
- Das Halten der 14 reguliert das Gewicht und wirkt sich positiv auf Fett an Po und Oberschenkeln aus.
- SES 14 hilft dem Gehirn (auch bei Epilepsie).
- Das Strömen der 14 bietet sich bei Alpträumen, Schnarchen und Zähneknirschen an.
- Die 14 hilft den Augen und dem wahren Sehen.
- SES 14 hilft bei Leukämie und multipler Sklerose.

Übung: SES 14 harmonisieren

- Halten Sie die linke 14 mit der rechten Hand und die rechte 19 mit der linken Hand.
- Als Kurzgriff halten Sie einfach die Ringfinger.

Das Strömen von 14 und hoher 1 harmonisiert die 14.

Weitere Selbsthilfekombinationen mit SES 14

- Bei Sodbrennen, Bauchschmerzen und Blähungen halten Sie die linke 14 mit der rechten Hand und die rechte hohe 1 mit der linken Hand (siehe Bild unten).
- Das rechte SES 14 hilft bei der Eiweiß- und Fettverdauung, das linke SES 14 bei der Kohlenhydratverdauung.

Selbsthilfe in einer ernsten Situation

Jin Shin Jyutsu kann unseren Körper zur Selbstheilung anregen – selbst bei schwer wiegenden gesundheitlichen Projekten. Natürlich ersetzt das Praktizieren des

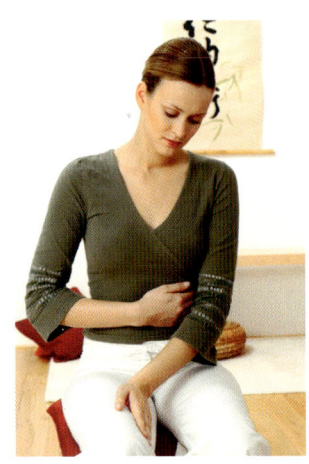

Jin Shin Jyutsu nicht den Gang zum Arzt. Es kann Sie jedoch bei der Heilung auch bei ernster Erkrankungen unterstützen und soll Ihnen Hoffnung und den Mut geben, die Selbsthilfegriffe anzuwenden. Diese Erfahrung machte auch eine Frau, die vor einiger Zeit an einem meiner Selbsthilfekurse teilgenommen hatte. Sie rief mich eines Tages völlig verzweifelt an und fragte, was sie für ihren Freund tun könne, der in einen großen Auffahrunfall verwickelt worden war und nun mit mehreren Knochenbrüchen an beiden Beinen im Krankenhaus lag. Es war sehr dramatisch, denn die Ärzte wussten nicht, ob sie das linke Bein noch retten konnten. Ich erklärte ihr drei Dinge:

1. Legen Sie die Hände so oft wie möglich an SES 15; auch der Betroffene selbst sollte dieses Energieschloss so oft wie möglich halten. Ihr Freund nahm am Anfang die Selbsthilfe nur widerwillig an, da er sich nicht vorstellen konnte, dass diese simplen Griffe ihm in seinem schwerwiegenden Zustand helfen konnten. Als er jedoch spürte, dass durch das Halten der 15 die starke Unruhe aus seinen Beinen verschwand, änderte er seine Meinung.
2. Wenden Sie täglich die Übung zur Harmonisierung des Hauptzentralstroms an (siehe S. 11ff.).
3. Jeder Besucher soll den Finger-Zehen-Strom (siehe S. 44) bei Ihrem Freund durchführen.

Als Erstes veränderte sich die Stimmung des jungen Mannes. Neben der Verzweiflung kam wieder etwas Hoffnung auf. Danach besserten sich auch die Schmerzen allmählich. Als die Ärzte sich die Wunden und Knochenbrüche nach einiger Zeit ansahen, konnten sie kaum glauben, was sie sahen: Die befürchteten Infektionen blieben aus, und selbst die Stellen, an denen die Knochen gesplittert waren, heilten wieder. Der junge Mann war so schnell wieder auf den Beinen, dass es kaum jemand fassen konnte. Ich habe schon von vielen ähnlichen Geschichten über beschleunigte Heilung nach Unfällen und Operationen gehört. Man glaubt es zunächst kaum, doch die einfache Hilfe und Selbsthilfe des Jin Shin Jyutsu wirkt selbst bei sehr schweren Verletzungen.

»Sicherheits«- Energieschloss 15

Lage Die 15 befindet sich in der Mitte der Leistenbeuge.
Bedeutung Freude und Lachen, »Wasche unsere Herzen mit Lachen«

SES 13 repräsentiert den Himmel, SES 14 den Menschen und SES 15 die Erde. Bei der 13 – der Brustebene – fließt der kreative Gedanke herein, in der 14 – der Taillenebene – wird er verstanden und mit der 15 – der Hüftebene – wird er umgesetzt.

Die in Handlung umgewandelten Gedanken sind mit dem Ernten von Früchten vergleichbar. Dabei können die Früchte mit einem Leben auf Erden in Freude oder mit einem gesunden Körper verglichen werden. Die Erde – der Körper – birgt nicht nur Leid und Schmerz; der Körper ist vor allem der Tempel der Seele.

Wenn Brustebene und Taillenebene offen sind, kann die Energie ins Becken durchfließen. Alle Physiotherapeuten wissen, dass Menschen mit starkem Becken auch einen starken Rücken haben. Wenn die 15 offen ist, sind wir im Fluss mit unserem Lebensplan, sind wir Freude und Glück, und weder Hoffnungslosigkeit noch unheilbare Krankheiten haben dann eine Chance. SES 15 löst geistige Anspannung und bringt neue Ideen. SES 15 hilft Menschen, die dauernd unterwegs und immer beschäftigt sind und keine Zeit für sich selbst haben. Diese Menschen suchen meist irgendwo im Außen nach Erfüllung, wo sie jedoch selten fündig werden; denn wahre Freude und echtes Lachen kommt von innen.

SES 15 hilft dem Herzen, es öffnet das Becken und hilft der Energie, in die Füße abzusteigen.

Anwendungsmöglichkeiten

- SES 15 hilft bei kalten Füßen. Legen Sie abends im Bett einfach die Hände auf die Leisten.
- Die 15 hilft bei kraftlosen Beinen, Krampfadern, Venenprojekten und Beschwerden in Hüften und Schultern. Sie

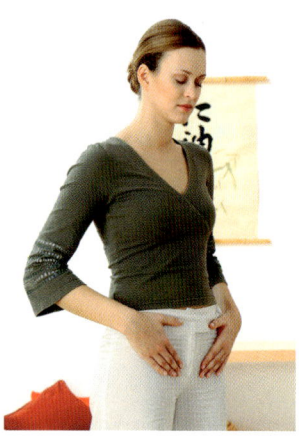

»Sicherheits«-Energieschloss 15 wird harmonisiert, wenn beide 15 gleichzeitig geströmt werden.

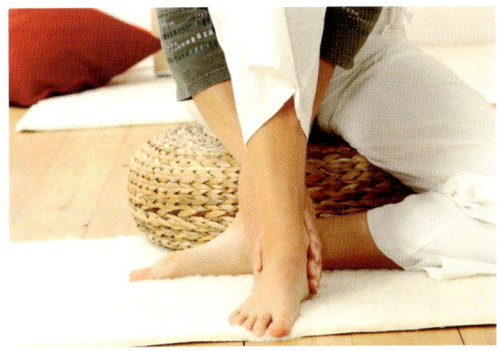

Bei der Harmonisierung der dritten Tiefe werden SES 5 und 16 geströmt.

stärkt zudem die sexuelle Energie und hilft bei Menstruationsbeschwerden.
- SES 15 harmonisiert das Herz und bringt Freude und Lachen ins Leben.
- Das Halten von SES 15 eignet sich hervorragend bei körperlicher Überanstrengung und Rückenschmerzen.
- SES 15 unterstützt den Körper ganz allgemein bei der Heilung. Strömen Sie beide SES 15 so oft wie möglich vor und nach Operationen.
- SES 15 hilft bei Knochenbrüchen aller Art.

Übung: SES 15 harmonisieren
- Strömen Sie beide SES 15 gleichzeitig.
- Strömen Sie die linke 15 mit der linken Hand und die linke 6 mit der rechten Hand. Um die andere Seite zu strömen, kehren Sie die Sequenz einfach um (siehe S. 62).
- Strömen Sie die linke 15 mit der linken Hand und die linke 3 mit der rechten Hand (siehe S. 57).
- Als Kurzgriff halten Sie einfach den kleinen Finger.

Die dritte Tiefe – SES 16 bis 22

Auf den Betreuerströmen fließt die Energie tiefer in den Körper hinein und bildet und erneuert die dritte Tiefe. Sie gelangt in die Körperschicht, die im Jin Shin Jyutsu »Blut Essenz« genannt wird. Das Blut, in dem die spirituelle Lebensessenz des Lichts transportiert wird, breitet sich nach allen Richtungen aus und trägt somit den Impuls für Bewegung durch den gesamten Körper. Die dritte Tiefe hilft uns, dass wir im Leben beweglich bleiben und uns immer wieder an neue Umstände anpassen können. Durch den Willen wandelt sich der Impuls in Handlung um. Das Blut wird in der Leber gereinigt und erfrischt. Der Selbsthilfe-Kurzgriff für die dritte Tiefe (siehe Bild S. 79) unterstützt Folgendes:

- Freier Fluss der Emotionen und der Lebensenergie wird angeregt
- Belebung des Bluts und somit Hilfe bei allen Blutprojekten
- Harmonisierung von Gallenblasen- und Leberfunktionsenergie
- Hilfe bei Augenprojekten und bei der Entscheidungskraft
- Entwicklung des Menschen im Alter von 31 bis 45 Jahre
- Hilfe bei Lähmungen, Arthritis und Arthrose; Versteifung und zunehmender Unbeweglichkeit des Körpers wird entgegengewirkt

In der dritten Tiefe entspringen die »Sicherheits«-Energieschlösser 16 bis 22, die ihrerseits wiederum mit verschiedenen auch übergreifenden Aufgaben betraut sind.

»Sicherheits«-Energieschloss 16

Lage Die 16 befindet sich unter dem äußeren Fußknöchel.

Bedeutung Grundlage aller menschlichen Aktivitäten, Umwandlung

Energieschloss 16 ist das erste Schloss, das aus der dritten Tiefe entspringt. Es hält unsere Aktivität im Gleichgewicht. Nachdem wir mit der 15 auf der Erde angekommen sind, geht es mit den Schlössern der dritten Tiefe wieder hinauf zum Geistigen. Der Weg zur geistigen Glückseligkeit verlangt von uns, dass wir uns verändern und alte Formen unserer Persönlichkeit immer wieder umwandeln, sodass das, was wahr in uns ist, Ausdruck finden kann. Das bedeutet für uns, dass wir alte Verhaltensmuster immer wieder aufbrechen und verhärtete Einstellungen und Gedanken immer wieder auflösen müssen. Ähnlich einer Schlange, die sich häutet, müssen wir mehr und mehr von dem abstreifen, was nicht mehr zu uns gehört. Wir sind dazu aufgerufen, immer wieder Neues zu entdecken. Alte Pfade zu verlassen macht natürlich zunächst einmal Angst. Wenn allerdings der Wille dazu vorhanden ist und in unserem Herzen die Flamme des Enthusiasmus brennt, können die Dinge gelingen. SES 16 harmonisiert die Angst und die Unsicherheit. SES 16 löst innere und äußere Bewegungslosigkeit auf, hilft bei Lähmungen und bei allen Verfestigungen im Körper. Sie harmonisiert Muskeltonus (Muskelspannung) und Narbengewebe.

Anwendungsmöglichkeiten

- SES 16 kann immer dann gehalten werden, wenn der Muskeltonus im Körper reguliert werden soll. Es bietet sich also besonders bei Krämpfen oder Spastiken und auch bei schlaffem Gewebe an.
- Das Strömen von SES 16 hilft auch bei Lähmungen sowie nach einem Schlaganfall. Es sollte möglichst innerhalb von 24 Stunden nach dem Schlaganfall mit dem Strömen begonnen werden; in diesem Fall hilft SES 16 auch bei der Wiedererlangung der Sprache. Der Finger-Zehen Strom (siehe S. 44) ist ein weiterer Strom, der nach Schlaganfall geströmt werden kann. Er sollte täglich so oft wie möglich angewendet werden.
- Die 16 hilft bei Narben und Schwangerschaftsstreifen.
- SES 16 löst Ängste und Unsicherheiten.
- Die 16 ist ein sehr guter Helfer bei Migräne, geschwollenen Augenlidern und verspanntem Nacken.
- SES 16 stärkt die Fortpflanzungsenergie und harmonisiert alle Projekte mit den Hoden und den Eierstöcken.

Übung: SES 16 harmonisieren

- Strömen Sie die linke 16 mit der linken Hand und legen Sie die rechte Hand über die linke Kniescheibe, sodass Sie SES 8 erreichen. Kehren Sie die Sequenz für die andere Seite um.
- Strömen Sie die linke 11 mit der rechten Hand und die linke 25 mit der linken Hand und umgekehrt (siehe S. 70).
- Als Kurzgriff halten Sie einfach die Daumen.

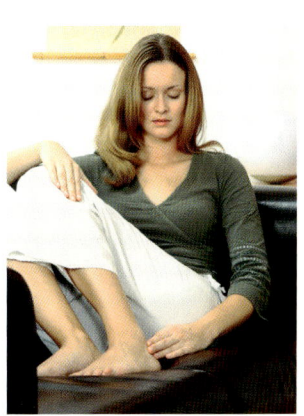

Das Strömen der »Sicherheits«-Energieschlösser 16 und 8 harmonisiert SES 16.

Weitere Selbsthilfekombinationen mit SES 16

- Halten Sie die 16 mit einer Hand und den kleinen Zeh mit der anderen Hand, um Ängste zu lösen. Der Griff hilft auch bei Phantomschmerzen.
- Halten Sie die 16 mit einer Hand und die 8 mit der anderen Hand. Dieser Griff hilft bei Zahnschmerzen und Kieferbeschwerden. Es sollte jeweils das Energieschloss auf der dem Schmerz gegenüberliegenden Seite geströmt werden.

»Sicherheits«-Energieschloss 17

Lage Die 17 liegt an der Außenseite des Handgelenks.
Bedeutung Fortpflanzungsenergie, Entspannung von Verstand und Nerven

Die Energieschlösser 17 bis 19 befinden sich auf dem Arm. Bei SES 3 geht die Energie vom Betreuerstrom hinaus in den Arm und wird zum Diagonalen Vermittlerstrom. Der Vermittlerstrom drückt Handlung aus und hilft, unsere Aktivität zu harmonisieren: SES 17 harmonisiert die geistige Aktivität, SES 18 unterstützt den Verstand und SES 19 schließlich harmonisiert die körperliche Aktivität.

SES 17 beruhigt unsere geistige Aktivität und unsere Nerven. Wenn diese ruhig sind, kann sich der ganze Körper entspannen. Sind wir aufgeregt, weil wir z. B. eine Rede halten müssen, halten wir oft intuitiv das Handgelenk an der 17, um uns zu beruhigen. Dies fördert gleichzeitig die kreativen Einfälle sowie die Intuition. Durch die Intuition haben wir einen Zugang zur ewigen Energiequelle, durch die Erneuerung stattfinden kann. Das ganze Handgelenk halten, d. h. SES 17 und SES 18, hilft bei der Beruhi-

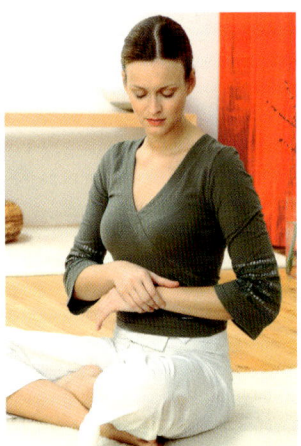

SES 17 wird harmonisiert, wenn beide 17 abwechselnd geströmt werden.

»Sicherheits«-Energieschloss 18 wird harmonisiert, wenn beide 18 abwechselnd geströmt werden.

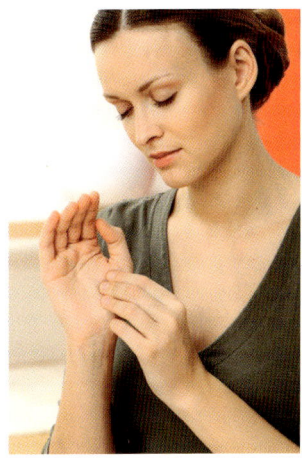

- Das Halten des Handgelenks hilft dem Knöchel auf der gegenüberliegenden Körperseite, z. B. bei Verstauchungen.
- Die 17 hilft dabei, übermäßiges Bemühen zu harmonisieren.
- Das Halten des Handgelenks entspannt Dünndarm und Brustkorb.

gung von hyperaktiven Kindern. Durch den Bereich der 17 fließen die Organströme des Herzes und des Dünndarms. SES 17 kann demnach bei allen Herzprojekten unterstützend gehalten werden. Ebenso hilft es bei Blähungen.

Anwendungsmöglichkeiten

- SES 17 hilft bei Nervosität, Zittern und ganz allgemein dem Gehirn.
- Die 17 gibt dem Körper einen Energieschub und fördert die Intuition.
- Das Halten der 17 beruhigt Herz und Kreislauf. Es eignet sich auch für Menschen mit einer Neigung zur Ohnmacht.
- SES 17 stärkt die Fortpflanzungsenergie.

Übung: SES 17 harmonisieren

- Strömen Sie beide SES 17.
- Halten Sie abwechselnd die kleinen Finger.
- Als Kurzgriff können Sie auch einfach die Ringfinger halten.

»Sicherheits«-Energieschloss 18

Lage Die 18 liegt in der Mitte des Daumenballens.

Bedeutung Körperbewusstsein, Funktionen für die menschliche Persönlichkeit

Die 18 harmonisiert die Aktivität des Verstandes. Wenn sich die Gedanken beruhigen, kann auch der Körper entspannen. Jeder Mensch drückt durch seine individuelle Persönlichkeit das in ihm ruhende Geistige auf seine Art aus. Je freier die Person von störenden Einstellungen und Gedanken ist, umso klarer kann sie die göttliche Kraft »hindurchtönen« lassen. Die 18 kann immer dann geströmt werden, wenn Sorgen das Einschlafen verhindern. SES 18 hat einen Bezug zum Atem und hilft ihm, vom Hinterkopf (SES 4) bis zu den Zehen abzusteigen. Wenn der Atem frei durch den gesamten Körper strömen kann, entwickeln wir ein Bewusstsein für diesen Körper. Wir beginnen, seine Bedürfnisse und seine Grenzen wahrzunehmen. Die 18 eignet sich also besonders für Menschen, die kein Gefühl für den eigenen Körper besitzen.

Anwendungsmöglichkeiten

- SES 18 harmonisiert den Verstand und hilft bei Kopfweh.
- Die 18 hilft bei Schlaf-, insbesondere bei Einschlafstörungen.
- SES 18 unterstützt die Atmung und hilft bei Schmerzen in den Rippen und im Brustbein.
- SES 18 unterstützt die Entspannung vom Hinterkopf bis zu den Füßen.

Übung: SES 18 harmonisieren

- Strömen Sie die linke 18 mit der rechten Hand und dann die rechte 18 mit der linken Hand.
- Strömen Sie das linke SES 3 mit der rechten Hand und das linke SES 25 mit der linken Hand.
- Als Kurzgriff halten Sie einfach die kleinen Finger.

»Sicherheits«- Energieschloss 19

Lage Die 19 befindet sich an der Daumenseite der Ellbogenbeuge.
Bedeutung Gleichgewicht, Autorität, Führung

Im Laufe unseres Lebens erleben wir zuerst die Eltern und Lehrer als Autoritätspersonen. Verläuft diese Phase unharmonisch, kann Angst vor Autorität entstehen. Bleiben wir in dieser Phase gar stecken, wird es uns nie gelingen, die Verantwortung für uns zu übernehmen, sondern wir geben sie an Spezialisten und Autoritäten ab. Mit Hilfe von SES 19 entwickeln wir Selbstbewusstsein und kommen zu unserer eigenen Autorität: »Ich bin meine eigene Verantwortung, niemand anderes hat Macht über mich.«

Mit der Zeit erfahren wir dann, dass es eine höhere Autorität gibt, der wir uns anvertrauen können und die uns durch das Leben führt. Wir sind dann nicht mehr davon abhängig, was andere uns erzählen, sondern vertrauen unserer inneren Quelle. Dies ist der Zustand, in dem wir begreifen, dass es etwas Größeres gibt als

Eine höhere Autorität

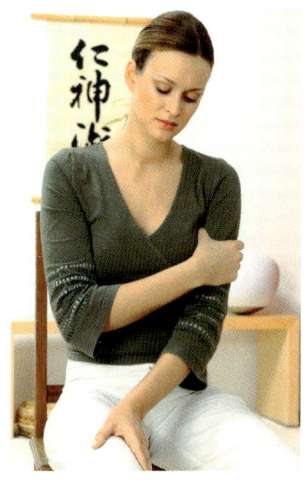

Das Strömen der hohen 19 und der hohen 1 hilft SES 19.

den Körper: einen Energiekörper, in dem sich die Ursachen für die Störungen des physischen Körpers zuerst manifestieren. Wenn unsere Geisteshaltung auf eine neue Stufe angehoben wird, erneuern wir gleichzeitig unseren physischen Körper. SES 19 hilft bei allen Autoritätskonflikten und den damit verbundenen Ängsten.

Anwendungsmöglichkeiten

- Die 19 hilft bei Ängsten; sie hilft bettnässenden Kindern.
- Mit dem Strömen von SES 19 können Ohrgeräusche (Tinnitus) harmonisiert werden.
- SES 19 wohnt in der Mitte des Armes und hat somit eine Entsprechung zur Mitte des Körpers; das Halten von SES 19 harmonisiert Verdauungsbeschwerden aller Art, ebenso wie Allergien und Ischiasschmerzen.
- Die 19 bietet schnelle Hilfe bei Juckreiz oder einem Reizhustenanfall.
- Das Halten der hohen 19 (eine Handbreite über der 19) wirkt unterstützend bei Stauungen im Brustkorb, von der Atmung bis zur Angst vor Herzinfarkt.

Übung: SES 19 harmonisieren

- Halten Sie die linke hohe 19 mit der rechten Hand und die rechte hohe 1 mit der linken Hand und umgekehrt.
- Halten Sie beide SES 19.
- Als Kurzgriff können Sie einfach die Daumen halten.

Weitere Selbsthilfekombinationen mit SES 19

- Die vier Energieschlösser 16, 17, 18 und 19 harmonisieren Geist, Seele und Körper. Durch diese Energieschlösser werden alle Einstellungen –

Sorge, Angst, Wut, Trauer und Bemühung – gelöst. Und erst wenn die Einstellungen harmonisiert sind, kann sich auch der Schmerz auflösen. Alle vier Energieschlösser beugen Schlaganfällen und Tumoren vor.

»Sicherheits«-Energieschloss 20

Lage Die 20 liegt auf der Stirn, etwa eine Daumenbreite oberhalb der Augenbraue.
Bedeutung Ewigkeit, immerwährend

Mit SES 20 kommen wir zu immerwährendem Bewusstsein. Es öffnet uns die Archive der Ewigkeit. Das Energieschloss hilft uns dabei, uns an das zu erinnern, was wir immer schon wussten. Denn alle Weisheit ist für jeden Menschen jederzeit zugänglich, sie ist ein Teil jedes Einzelnen. In der 20 wohnt die 2, die uns durch die Augen des Schöpfers blicken lässt. Wir erkennen, dass wir selbst ein Teil des ewigen Stroms des Lebens sind und können dadurch unser Denken erweitern. Zwischen den beiden SES 20 liegt das »dritte Auge«, durch das wir die Wahrheit und Einheit hinter den vielfältigen Erscheinungsformen erkennen können. Hier ist auch die Intuition angesiedelt. Wir denken z. B. an jemanden – und schon ruft er an.

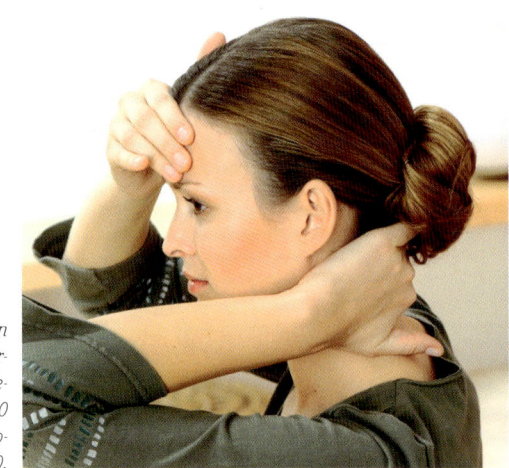

Das Strömen der »Sicherheits«-Energieschlösser 20 und 4 harmonisiert SES 20.

SES 20 hilft uns dabei, uns an das zu erinnern, was wir einmal gelernt haben. Viele Menschen legen beim Nachdenken automatisch die Finger auf die 20 an die Stirn – sie stützen den Kopf in die Hände und strömen damit das Energieschloss.

Dieser Griff eignet sich auch sehr gut für Kinder; er hilft ihnen beim Lernen und beim Schreiben von Arbeiten.

Anwendungsmöglichkeiten
- Mit dem Halten von SES 20 können die Logik, das Denken und der gesunde Menschenverstand unterstützt werden.
- Die 20 harmonisiert das Nachdenken und die geistige Aktivität.
- SES 20 hilft bei Kopfschmerzen und Schwindel.
- Die 20 hilft bei allen Augenprojekten und nimmt den Druck von den Augen.
- SES 20 öffnet den Brustkorb und hilft dem Herzen.

Übung: SES 20 harmonisieren
- Strömen Sie die linke 20 mit der rechten Hand und die rechte 4 mit der linken Hand und umgekehrt.
- Strömen Sie beide SES 20 gleichzeitig.
- Als Kurzgriff können Sie einfach die kleinen Finger halten.

Weitere Selbsthilfekombinationen mit SES 20
- Halten Sie die linke 20 mit der rechten Hand und das rechte SES 4 mit der linken Hand. Gehen Sie anschließend von der linken 20 zur linken 21. Kehren Sie die Sequenz für die andere Körperseite um.

Dieser Griff hilft bei Augenbeschwerden, Lernschwierigkeiten sowie bei Lese- und Schreibschwäche (Legasthenie), und er fördert das klare Denken.

»Sicherheits«-Energieschloss 21

Lage Die 21 liegt am unteren Rand des Wangenknochens, etwa eine Daumenbreite neben der Nase.

Bedeutung Entkommen aus geistiger Gefangenschaft, tiefe Sicherheit

SES 21 befreit uns aus unserer geistigen Begrenzung. Wir sind in der Lage, aus der sicheren »Gussform« unserer Denkmuster auszubrechen, Vorurteile abzulegen. Wenn es uns gelingt, alte Vorstellungen loszulassen, empfinden wir plötzlich große Freiheit und entdecken das Unerwartete.

SES 21 hilft uns, sowohl die Gedanken als auch die Nahrung zu verdauen. Wenn wir längere Zeit bei der 21 verweilen, spüren wir, wie der Speichelfluss angeregt wird. Kinder stützen oft genau bei der 21 ihren Kopf auf die Hände, wenn sie in der Schule müde werden. Sie geben sich dadurch selbst einen Energieschub und können wieder besser denken. Gleichzeitig werden auch die Nebenhöhlen frei. SES 21 hilft, die Sorgen, das Grübeln und das übermäßige Denken zu befreien.

Anwendungsmöglichkeiten
- Das Halten von SES 21 gibt Energie und macht wach, vor allem auch nach dem Essen; die 21 hilft beim Verdauen.
- SES 21 hilft beim Ab- oder Zunehmen.
- Das Strömen von SES 21 hat sich bei Erkältungen und verstopfter Nase bewährt.
- Die 21 hilft bei Zahnschmerzen und Nervenschmerzen im Gesicht (Neuralgien).
- SES 21 wirkt wie ein natürliches Face-Lifting und Anti-Aging-Mittel.

Übung: SES 21 harmonisieren
- Halten Sie die linke 21 mit der rechten Hand und die rechte hohe 1 mit der linken Hand und umgekehrt.
- Strömen Sie beide SES 21 gleichzeitig.
- Als Kurzgriff können Sie einfach die Daumen halten.

Weitere Selbsthilfekombinationen mit SES 21
- Strömen Sie die linke 21 mit der rechten Hand und die rechte 12 mit der linken Hand. Diese Kombination hilft vor allem bei chronisch verstopften Nasennebenhöhlen (Sinusitis). Um die andere Seite zu strömen, kehren Sie die Sequenz einfach um.

»Sicherheits«-Energieschloss 22

Lage Die 22 befindet sich in der Mitte unterhalb des Schlüsselbeins in einer Kuhle.

Bedeutung Vollständigkeit; alles strömt zusammen und wieder auseinander

Bei »Sicherheits«-Energieschloss 22 kommen alle 144 000 Funktionen und alle Elemente zusammen und strömen anschließend wieder auseinander. Wenn Energieschloss 22 offen ist, sind wir in der Lage, alles durch uns hindurchfließen und nichts anhaften zu lassen. Dann können wir alles, was auf uns zukommt, annehmen und gleich wieder verschenken. In den asiatischen Kampfsportarten wird auf diese Weise gearbeitet: Der Angegriffene nimmt die Kraft, die auf ihn zukommt, an, geht mit ihr mit und gibt sie gleich wieder an das Gegenüber weiter.

Das Strömen der 21 und der hohen 1 harmonisiert SES 21.

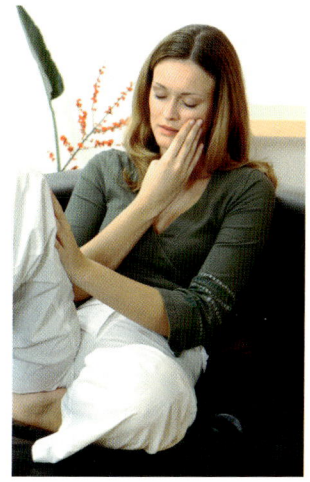

Eine offene 22 vermittelt uns das Gefühl, glücklich zu sein, wo immer wir sind. Sie hilft, uns an Situationen anzupassen, die wir nicht ändern können. Wenn Sie z. B. für Ihren Urlaub ein Zimmer mit Meerblick gebucht haben und dann bei der Ankunft feststellen, dass Sie von Ihrem Zimmer aus nur die nächste Hauswand sehen, reagieren Sie natürlich ziemlich wütend. Wenn Sie dann auch noch gesagt bekommen, dass kein anderes Zimmer mehr frei ist, wird die Wut noch größer. Jetzt können Sie selbst entscheiden, ob Sie sich den ganzen Urlaub durch Ihre Wut vermasseln lassen oder damit beginnen, die 22 zu halten. Ganz schnell passen Sie sich damit an die neue Situation an und lassen sich den Spaß eben nicht verderben.

Energieschloss 22 passt uns auch an unangenehme äußere Umstände wie eine veränderte Wetterlage, Pollenflug oder Umweltverschmutzung an.

Die 22 löst die Enge im Rachen und im Brustkorb und kann somit auch Ängste, Panik und Platzangst auflösen. SES 22 hilft uns ebenfalls, alte Glaubenssätze aufzugeben und unsere Wahrnehmung zu fördern.

Anwendungsmöglichkeiten

- SES 22 reguliert Hyperaktivitäten aller Art.
- SES 22 hilft bei allen Angstzuständen und Panikattacken, insbesondere bei der Angst vor dem Fliegen und bei Raumangst (Klaustrophobie).
- Wenn die 22 offen ist, wirkt dies vorbeugend gegen Schlaganfall und Bluthochdruck. In diesen Fällen wirkt auch die hohe 22 unterstützend; sie liegt in den Vertiefungen direkt oberhalb des Schlüsselbeins.

SES 22 wird harmonisiert, wenn beide 22 gleichzeitig geströmt werden.

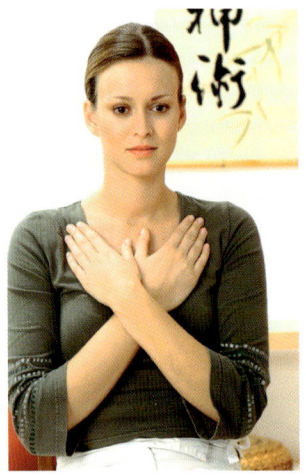

- Das Halten von SES 22 hilft bei Unter- und Überfunktion der Schilddrüse (Hypo- bzw. Hyperthyreose).
- Die 22 harmonisiert den Kalziumspiegel im Blut und hilft auch der Nebenschilddrüse.
- SES 22 harmonisiert Übergänge und Wechseljahre.
- Die 22 sorgt für geistige, seelische und körperliche Harmonie.

Übung: SES 22 harmonisieren

- Halten Sie beide SES 22 gleichzeitig, am besten mit Händen über Kreuz.
- Strömen Sie die linke hohe 19 mit der rechten Hand und die rechte hohe 1 mit der linken Hand und umgekehrt (siehe S. 85).
- Als Kurzgriff können Sie einfach die Zeigefinger halten.

Weitere Selbsthilfekombinationen mit SES 22

- Die drei SES 20, 21 und 22 helfen bei mentalen Problemen. Sie nehmen den Druck aus dem Kopf und wirken positiv bei Lernschwierigkeiten und Hyperaktivität. Sie können auch eine große Hilfe für so genannte Schreibabys sein. In vielen Fällen leiden diese unter einer kraniellen Blockade, die durch die Geburt verursacht wurde. Sie werden dadurch von einer großen Spannung im Kopf geplagt. Strömen Sie hierfür die linke 12 mit der linken Hand und nacheinander die rechte 20, 21 und 22 mit der rechten Hand. Um der linken Kopfhälfte zu helfen, kehren Sie die Sequenz einfach um.
- Die Sequenz hilft Kindern mit Lese- und Schreibschwäche

(Legasthenie), da sie die beiden Gehirnhälften miteinander verbindet.

- Strömen Sie die linke 22 mit der rechten 23, um die Kalziumverteilung im Körper zu regulieren.

Die vierte Tiefe – SES 23

Die Betreuerströme tragen die Energie tiefer in den Körper hinein. In der vierten Tiefe wird die Muskelschicht gebildet und erneuert. Dort sind oft alte Erinnerungen gespeichert, die durch das Strömen wieder an die Oberfläche kommen und gelöst werden können.

Wir kommen in der vierten Tiefe auch mit unserem inneren Potenzial in Kontakt und spüren, dass wir eventuell unseren Lebensstil verändern müssen, um unsere Weisheit zu leben: »Die Seele sucht andere Wege, und wo sie zu kurz kommt, wo du auf ihre Kosten Erfolge hast, blüht dir kein Glück. Denn Glück empfinden kann nur die Seele, nicht der Ver-

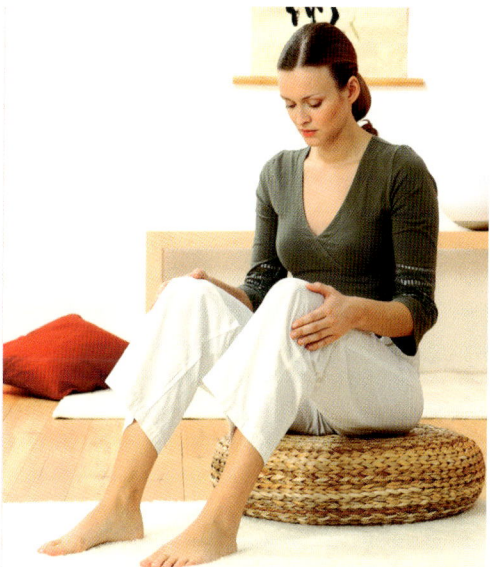

Bei der Harmonisierung der vierten Tiefe werden beide »Sicherheits«-Energieschlösser 8 gleichzeitig gehalten.

stand, nicht der Bauch, Kopf oder Geldbeutel.« (Hermann Hesse) Die vierte Tiefe begleitet uns durch das Leben und hilft uns, alle Übergänge wie z. B. die Wechseljahre zu harmonisieren. Ebenfalls nimmt sie uns Ängste und alles, was uns »an die Nieren geht«. Der Selbsthilfe-Kurzgriff für die vierte Tiefe (siehe Bild S. 91) unterstützt Folgendes:

- Nieren- und Blasenfunktionsenergie; Hilfe bei Inkontinenz, Blasenentzündung und Bettnässen
- Harmonisierung der gegenüberliegenden Fortpflanzungsorgane wie Prostata, Gebärmutter und Eierstöcke
- Entwicklung des Menschen im Alter zwischen 46 und 60 Jahren
- Hören und Ohrenprojekte

Die vierte Tiefe ist eng mit unserer Bestimmung verbunden. Ihr ist lediglich ein »Sicherheits«-Energieschloss zugeordnet: die 23. Diese wacht über unser Schicksal und stellt die Brücke vom Unmanifestierten zum Manifestierten dar. Sie hat darüber hinaus auch übergreifende Aufgaben.

»Sicherheits«-Energieschloss 23

Lage Die 23 liegt an der Rückseite des Körpers, unterhalb des letzten Rippenbogens.

Bedeutung **Wächter über das Schicksal des Menschen, einwandfreier Kreislauf**

Als einziges Energieschloss der vierten Tiefe hilft uns die 23 dabei, unsere mitgebrachten Fähigkeiten in die Welt zu tragen. Sie führt uns auf unserem Lebensweg zu unserer Bestimmung, sodass wir zu der Weisheit kommen, die wir sind. Ist SES 23 offen und harmonisch, sind wir im Fluss. Wir können Verantwortung für unser Leben übernehmen. Dann wissen wir, dass alles, was auf uns zukommt, auch seine Richtigkeit hat und uns nur hilft, uns selbst zu erkennen. SES 23 bringt Vertrauen und das Wissen, dass wir getragen sind. Auf diese Weise kann sich Angst lösen, und wir gelangen zu unerschöpflichem Lebensmut.

SES 23 sorgt dafür, dass alles in uns zirkuliert. Damit ist nicht nur der Blutkreislauf gemeint, sondern auch Körperflüssigkeiten, Lymphe – und Emotionen. Wenn wir das Leben nicht durch uns hindurchfließen lassen, staut sich die Energie in den Muskeln. Die Muskelschicht, die der vierten Tiefe zugeordnet ist, lagert alte, ungelöste Erinnerungen ein, die sich dort verhärten.

In früheren Zeiten hatten die Menschen noch größeres Verständnis dafür, durch warme

Bäder und Massagen regelmäßig Stress aus dem Körper zu lösen. Heute gönnen sich die meisten Menschen der westlichen Welt dies nur noch, wenn die Krankenkasse es bezahlt. In China oder Japan hingegen begegnet uns diese Bade- und Massagekultur noch sehr lebhaft. Auch Methoden wie Jin Shin Jyutsu, Tai Chi oder Qi Gong gehören dazu – Meister Jiro Murai beispielsweise bürstete seinen Körper täglich, um das Gewebe zu entschlacken und zu beleben.

SES 23 liegt in der Nähe der Nieren und lädt unseren Energietank durch die dort gespeicherte Lebensenergie wieder auf. Wenn dieser leer ist, werden wir erschöpft, reizbar, ängstlich, überkritisch, ungeduldig und weinerlich. Es kommt nicht nur im Körper, sondern auch in der Wohnung zu Ansammlungen – wir halten lieber erst einmal alles fest, wir wissen ja nicht, ob wir es vielleicht noch brauchen. SES 23 hilft den Körper zu entgiften, es leitet Schwermetalle und Medika-

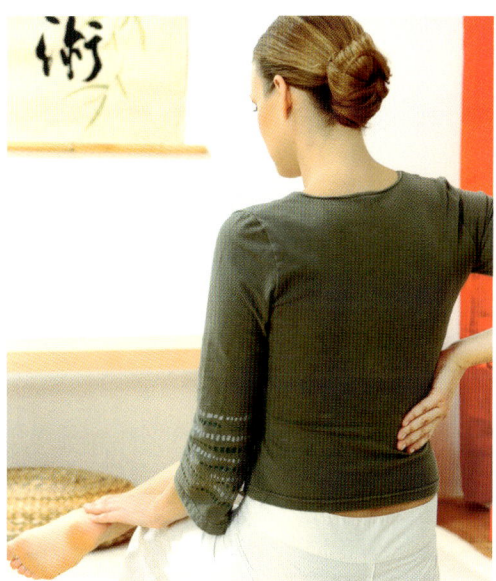

Das Strömen der »Sicherheits«-Energieschlösser 23 und 5 harmonisiert SES 23.

mente aus dem Körper. Eine Krankenschwester konnte durch das Halten der 23 Kindern helfen, schneller aus der Narkose aufzuwachen. Mary erzählte, dass die westliche Gesellschaft von der Angst geprägt ist. Wenn wir die Nachrichten lesen, erfahren wir hauptsächlich von Gewalt und Schrecken. Es wird wenig über das Vertrauen zum Leben gesprochen. Deshalb brauchen wir auch mehr und mehr Versicherungen – um uns abzusichern.

Anwendungsmöglichkeiten
- SES 23 verbindet die Energie oberhalb der Taille (Himmel) mit der Energie unterhalb der Taille (Erde) und umgekehrt.
- Das Strömen der 23 bringt Geduld, vor allem Geduld mit uns selbst, und verhilft zu klarem Denken.
- Die 23 harmonisiert den Blutkreislauf und reguliert die Ausschüttung des Stresshormons Adrenalin über die Nebennieren. Es harmonisiert die Kalziumaufnahme im Körper.
- SES 23 hilft bei Diabetes mellitus und einem zu hohen Cholesterinspiegel sowie bei Blutdruck- und Herzerkrankungen.
- Das Energieschloss stärkt unser Immunsystem bei allen schwerwiegenden Krankheiten (z. B. Krebs- und Autoimmunerkrankungen sowie Aids).
- SES 23 harmonisiert Ansammlungen aller Art (z. B. Blähungen, Geschwulste oder Wasseransammlungen im Körper).
- Die 23 ist hilfreich bei Pilz-, Viren- und Bakterieninfektionen wie Candida albicans, Herpes oder Zeckenborreliose.
- Durch das Strömen von SES 23 können die Nieren entgiftet und der Körper entsäuert werden. Das Halten der 23 unterstützt Antibiotikabehandlungen und Chemotherapien.
- SES 23 harmonisiert Essstörungen und andere Süchte.
- SES 23 reinigt das Blut und hilft bei Fibromyalgie, Arthritis und rheumatischen Erkrankungen.

Übung: SES 23 harmonisieren
- Strömen Sie die rechte 23 mit der rechten Hand und die rechte 5 mit der linken Hand und kehren Sie die Sequenz anschließend um.
- Strömen Sie beide SES 23 gleichzeitig.
- Als Kurzgriff können Sie einfach die kleinen Finger halten.

Die fünfte Tiefe – SES 24 bis 26

Der Betreuerstrom fließt tiefer in den Körper hinein und bildet in der fünften Tiefe, tief im Inneren des Körpers, die Knochenschicht. Wir sind ganz bei uns selbst angekommen und spüren die Verbindung zur immerwährenden ewigen Kraft der göttlich-kosmischen Einheit. Nur in uns selbst können wir Frieden und Heilung finden. Wer ganz bei sich selbst angekommen ist, strahlt Freude und Gelassenheit aus. Ängste werden weniger, und wir lassen nicht mehr alles an uns heran. Die fünfte Tiefe ist auch dem Herzen zugeordnet und hilft uns dabei, bis zum letzten Atemzug vital zu bleiben. Der Selbsthilfe-Kurzgriff für die fünfte Tiefe (Fußballen unterhalb der großen Zehen strömen) unterstützt Folgendes:

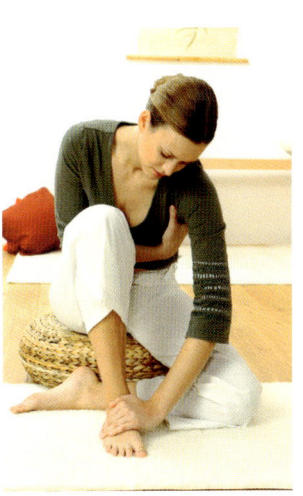

- Harmonisierung des Herz-Kreislauf-Systems; Regulierung eines zu hohen oder zu niedrigen Blutdrucks sowie Hilfe bei Gefäßerkrankungen
- Steigerung der körperlichen und geistigen Beweglichkeit
- Linderung müder und schmerzender Knochen
- Entwicklung des Menschen nach dem 60. Lebensjahr
- Stärkung der Nerven und Förderung des Bewusstseins

Die fünfte Tiefe verbindet uns mit der sechsten Tiefe, der großen Energiequelle für unser ganzes Wesen. Hier erneuert sich die Lebensenergie, und der gesamte Kreislauf beginnt von neuem. Es ist ein immerwährender Kreislauf, ohne Anfang und ohne Ende. SES 24 bis 26 werden in der fünften Tiefe geboren und haben vielfältige Aufgaben.

»Sicherheits«-Energieschloss 24

Lage Die 24 liegt auf dem Fußrücken gegenüber von SES 6, auf einer Linie zwischen Knöchel und kleinem Zeh.

Das Strömen der »Sicherheits«-Energieschlösser 26 und 24 harmonisiert SES 24.

Bedeutung Verständnis, Chaos harmonisieren

Wenn wir in der vierten Tiefe daran erinnert werden, unserer innersten Bestimmung zu folgen, und vielleicht durch einen »Schicksalsschlag« unseren Lebensstil verändern mussten, hilft uns SES 24, Frieden damit zu schließen.

Alles Alte, was aufgebrochen wurde, jede Form von Chaos im Inneren und im Äußeren, alle Gedanken der Rache und Eifersucht werden durch die 24 wieder neu geordnet. Sie hilft uns zu verstehen, warum eine Beziehung zu Ende gegangen ist oder warum wir den Arbeitsplatz verloren haben. Oft verstehen wir erst später, dass es so kommen musste, sonst hätten wir in unserem alten Trott weitergemacht und die Entwicklungschancen, die sich uns eröffnen wollten, gar nicht wahrgenommen.

Die fünfte Tiefe ist die kleine Herzensflamme, die uns läutern kann, damit wir zu dem werden, was wir schon sind. Wir verschmelzen wieder mit dem Ur-Feuer. SES 24 bringt vollständigen Frieden für Geist und Körper.

Anwendungsmöglichkeiten
- SES 24 klärt die Gedanken und bringt Verständnis; die 24 hilft bei Kopfschmerzen und Migräne.
- SES 24 harmonisiert Starrsinn, Wut und Eifersucht.
- Die 24 reguliert die Funktion von Gallenblase und Blase; sie hilft bei innerem Zittern und bei Erschöpfung.

Übung: SES 24 harmonisieren
- Strömen Sie die linke 26 mit der rechten und die rechte 24 mit der linken Hand und umgekehrt.
- Strömen Sie beide »Sicherheits«-Energieschlösser 24 gleichzeitig. Wenn Sie SES 24 nicht erreichen können, strömen Sie stattdessen die 25.
- Als Kurzgriff können Sie einfach die kleinen Finger halten.

»Sicherheits«- Energieschloss 25

Lage Die 25 liegt am unteren Ende des Sitzknochens. Setzen Sie sich zum Strömen einfach auf Ihre Hände.

Bedeutung Stilles Erneuern

Nachdem wir tief in unserem Inneren angekommen sind, übernimmt SES 25 die Aufgabe, uns in die Stille zu führen. Schon der Volksmund sagt: »In der Ruhe liegt die Kraft.« In der fünften Tiefe geht es nicht mehr so sehr um das Rennen, um das hektische Leben. SES 25 sagt uns: »Setz dich einfach auf deine

Hände und sei still und wisse. Wisse, dass in dir selbst die Quelle zum Glücklichsein liegt.«

Sogar körperliche Fitness können wir durch SES 25 erlangen: Wir müssen uns dazu einfach nur auf unsere Hände setzen. Mary Burmeister nennt diese Haltung auch das »Joggen für Faule«.

Wir können uns entweder auf die Handinnenflächen oder auf die Handrücken setzen. Kinder tun das oft instinktiv. Wenn wir auf dem Boden auf unseren Fersen sitzen, strömen wir die 25 automatisch. Dabei können wir entweder überflüssige Pfunde verlieren oder auch Gewicht zulegen, wenn unser Körper das so entscheidet – ganz allgemein wird durch die 25 der Stoffwechsel angeregt.

Eine Frau wollte abnehmen und hatte große Schwierigkeiten damit, Gewicht zu verlieren. Durch das Halten von SES 25 gelang es ihr schließlich, mehrere Pfunde loszuwerden. Das inspirierte ihre Freundin, diese Griffe auch zu benutzen, um ihr Gewicht zu halten. Sie betreibt momentan intensives Fitnesstraining und wollte dieses etwas herunterschrauben. So setzte sie sich regelmäßig und intensiv auf ihre Hände. Plötzlich aber begann sie, immer mehr an Gewicht zuzulegen. Bei ihr bedeutete größere Harmonie, etwas mehr Gewicht oder Polster um den Körper aufzubauen, bei der Freundin hingegen bedeutete es, Überflüssiges loszulassen.

Das Strömen bringt uns in Harmonie, und was das für den Einzelnen bedeutet, kann sehr unterschiedlich sein. Der Körper hat seine eigene Weisheit und entscheidet immer selbst, was er gerade braucht.

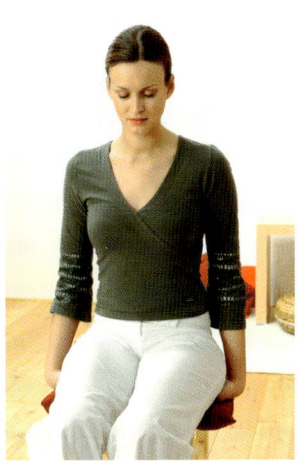

»Sicherheits«-Energieschloss 25 wird harmonisiert, wenn beide »Sicherheits«-Energieschlösser 25 gleichzeitig geströmt werden.

SES 25 verhilft uns zu einem wachen, energiegeladenen Geist. Die 25 bringt uns selbst dann Regeneration, wenn wir eigentlich erschöpft sind. Das Strömen von SES 25 hilft zudem jedem, der lange im Auto oder Flugzeug sitzen muss. Es verhindert Stauungen in den Beinen.

Anwendungsmöglichkeiten
- SES 25 wirkt entgiftend und entwässernd und unterstützt die Blasenfunktion.
- Die 25 belebt alle Kreisläufe und das ganze Wesen.
- Das Strömen von SES 25 regt den Stoffwechsel an und hilft beim Zu- oder Abnehmen.
- SES 25 sorgt für geistige Harmonie und bringt innere Stille und Ruhe.

Übung: SES 25 harmonisieren
- Strömen Sie beide SES 25 gleichzeitig.
- Strömen Sie die linke 3 oder 11 mit der rechten Hand und setzen Sie sich auf die linke Hand bei der linken 25 und umgekehrt (siehe S. 70).
- Als Kurzgriff können Sie einfach die Mittelfinger halten.

»Sicherheits«-Energieschloss 26

Lage Die 26 liegt am äußeren Rand des Schulterblatts. Sie erreichen es, indem Sie sich selbst eine große Umarmung geben.

Bedeutung Vollständig; alles, was war, ist und sein wird

SES 26 ist das letzte Energieschloss auf unserer Reise durch den Körper und seine Tiefen. Mit ihm kommen wir zur Vollkommenheit. Jiro Murai sagt: »26 ist die Erkenntnis der ewigen Herrlichkeit des grenzenlosen Lebens.« Hier erkennen wir, dass alles Leben eins ist und dass das unbegrenzte Licht des Universums durch den Zentralstrom in uns hineinwirkt. So breitet sich vollkommener Friede in uns aus. Wir begreifen, dass die einzige Begrenzung nur in uns selbst liegen kann, und fassen den Mut, vorwärts zu schreiten. SES 26 bringt vitale Lebenskraft für unser Sein. Die tiefe Bedeutung unserer Verbindung zum Göttlichen und Kosmischen wird durch die Zahl 26 ausgedrückt. Sie stellt die Summe der Zahlenwerte der Buchstaben des hebräischen Wortes für Gott dar. Unser Alphabet hat 26 Buchstaben. In 26 Wochen geht das Jahr von der dunklen Wintersonnenwende zur hellen Sommersonnenwende und in 26 Wochen geht es von der Sommersonnenwende wieder zur Wintersonnenwende.

Addiert ergeben 2 und 6 die Zahl Acht – durch sie sind wir an den

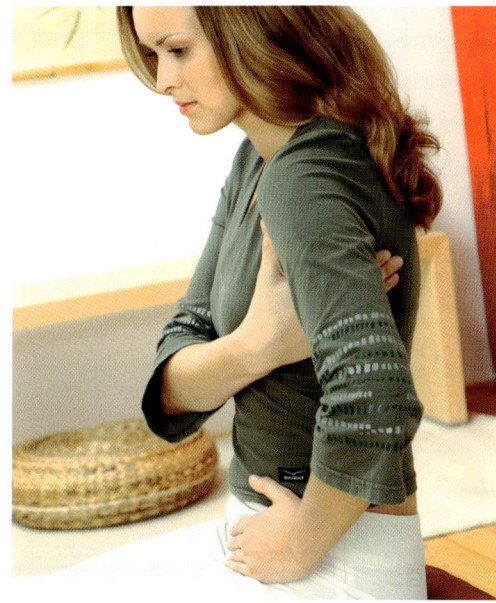

Das Strömen der »Sicherheits«-Energieschlösser 26 und 15 harmonisiert SES 26.

unendlichen Strom der ewigen Kraft angeschlossen. SES 26 liegt direkt am Schulterblatt und leitet die Energie in die Arme hinaus. Mit einer harmonischen 26 können wir das Leben umarmen, wir können uns selbst umarmen und ganz zu uns kommen.

Geben Sie sich einfach eine große Umarmung und seien Sie das Lächeln. Oder halten Sie die Handinnenfläche. Im Jin Shin Jyutsu wird das Geheimnis der Hände und Finger entschlüsselt. Durch das einfache Falten der Hände harmonisieren wir alle Tiefen und alle Energieschlösser und verbinden uns mit der kosmischen Kraft.

Anwendungsmöglichkeiten

- SES 26 bringt Frieden und Erkenntnis.
- Das Halten von SES 26 hilft bei Stress und Zittern.
- Die 26 hat sich bei Schmerzen beim Heben des Arms sowie bei Tennisarmbeschwerden sehr gut bewährt.

- SES 26 hilft bei Kribbeln oder Taubheit vor allem des kleinen Fingers und des Ringfingers sowie bei Karpaltunnelsyndrom.
- Die 26 hilft dem Lymphsystem, beispielsweise nach der Entfernung der Lymphknoten in der Achselhöhle (bei Brustkrebserkrankungen).
- Das Strömen von SES 26 unterstützt die Vorbeugung und Harmonisierung von Zysten, Tumoren, Fettgeschwulsten (Lipomen) und anderen Ansammlungen im Körper.

Übung: SES 26 harmonisieren

- Strömen Sie das linke SES 26 mit der rechten Hand und das linke SES 15 mit der linken Hand und umgekehrt.
- Strömen Sie beide SES 26 entweder nacheinander und einzeln oder gleichzeitig, indem Sie sich selbst umarmen (siehe S. 33).
- Halten Sie die Mitte der Handinnenflächen.
- Falten Sie ganz einfach Ihre Hände.

Mit dem Atem in die sechste Tiefe

Geben Sie sich selbst eine große Umarmung (siehe Atemübung auf S. 31). Seien Sie das Fallenlassen Ihrer Schultern. Atmen Sie aus und geben Sie alles mit hinaus, was Sie jetzt nicht brauchen. Atmen Sie ein und empfangen Sie den gereinigten Lebensatem in Fülle – ohne Bemühung, ohne Anstrengung. Zählen Sie 36 bewusste, verstehende Atemzüge. Praktizieren Sie diese Übung täglich, und Sie werden den Frieden in sich spüren. Seien Sie das Lächeln.

Durch »Sicherheits«-Energieschloss 26 schließt sich der Kreislauf, und die Betreuerströme gehen wieder in den Hauptzentralstrom ein, der den gesamten Körper belebt. Aus den Dreieinigkeitsströmen, die die »Sicherheits«-Energieschlösser hervorbringen, entspringen gleichzeitig die zwölf Organströme, kurz: Organströme, die den einzelnen Organen ihre Lebensenergie liefern. Durch verschiedene Sequenzen derselben 26 »Sicherheits«-Energieschlösser werden die Organfunktionsenergien in ihrem Verlauf gestärkt. Ebenso können Disharmonien der jeweiligen Funktionen ausgeglichen werden.

Yogananda lehrte: »Egal, wer du bist und welche Fähigkeiten du besitzt: Erinnere dich, dass Gott die Quelle ist und die Flut der Kraft, die durch alle deine Kanäle fließt.«

Drei tägliche Sequenzen

Mary Burmeister gibt uns drei weitere Sequenzen für die tägliche Selbsthilfe. Lassen Sie sich nicht von der Fülle der Möglichkeiten überwältigen, denn so vielfältig wie unser individuelles Leben ist, so vielfältig sind auch die Möglichkeiten, angesammelten Stress und Spannungen zu lösen. Die drei Sequenzen fungieren als »Hausmeister«: Sie harmonisieren die vorne am Körper aufsteigende, die vorne am Körper absteigende und die hinten am Körper absteigende Energie. Regelmäßig angewendet, geben sie uns die nötige Vitalität für den Tag. Die im Folgenden beschriebenen Ströme lassen sich leicht in den Alltag einbauen, sie benötigen lediglich 20 bis 30 Minuten Zeit. Strömen Sie die linke und die rechte Sequenz, wenn Sie die Zeit dazu haben. Wenn nicht, genügt auch nur eine Seite. Wir halten hierbei in einer bestimmten Abfolge mehrere »Sicherheits«-Energieschlösser nacheinander.

Sequenz für die vorne aufsteigende Energie

Es ist die Milzfunktionsenergie, die durch die Sequenz der vorne aufsteigenden Energie belebt wird. Der Milzstrom fließt von den Zehen nach oben und bringt lebensspendende Energie für unser ganzes Wesen. Die Milz empfängt den Sonnenäther und ver-

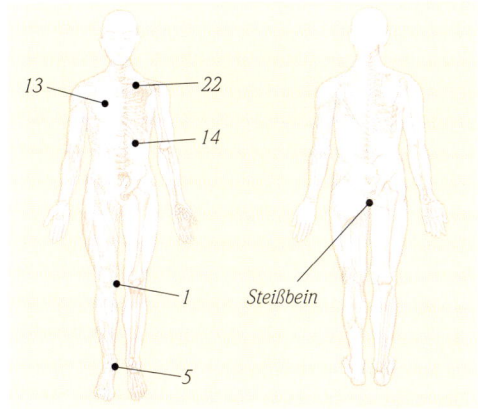

Sequenz für die vorne aufsteigende Energie.

teilt ihn über das Sonnengeflecht (Solarplexus) an unser Nervensystem. Dieses wird dabei beruhigt und gestärkt. Gleichzeitig wandelt die Milzenergie zusammen mit der Bauchspeicheldrüse die Nahrung, die wir essen, in körpereigene Energie um und spendet uns somit Kraft und Vitalität. Die Milzfunktion unserer Kinder können wir durch Fürsorge und Liebe stärken.
Wenn wir den Milzstrom regelmäßig anwenden, stärken wir unsere Mitte, wir fühlen uns vom Leben angenommen und entwickeln ein gesundes Selbstbewusstsein. Dabei kommen gleichzeitig unser Essverhalten und unsere Verdauung ins Gleichgewicht. Wir regulieren unser Gewicht und festigen das Gewebe. Emotional harmonisiert der Milzstrom die Sorgen und das Grübeln. Er ist vor allem auch für Kinder gut, egal ob sie nicht essen wollen oder nicht schlafen können oder an allem herumnörgeln.

Anwendung: Sequenz für die rechte Körperseite

1. Schritt: Legen Sie die linke Hand (mit der Vorderseite oder der Rückseite, je nachdem, was angenehmer ist) an das Steißbein (untere Ende der Wirbelsäule). Legen Sie die rechte Hand auf das rechte SES 5 (am inneren Fußknöchel). Wenn Sie die 5 nicht gut erreichen können, halten Sie stattdessen das rechte SES 1 am Knie. Halten Sie beide Stellen, bis Sie ein Pulsieren spüren oder alternativ etwa drei bis fünf Minuten lang.
2. Schritt: Lassen Sie die linke Hand am Steißbein und bewegen Sie nur die rechte Hand zum linken SES 14 (vorderer unterer Rippenbogen).
3. Schritt: Legen Sie die linke Hand auf das rechte SES 13 (am Brustkorb), lassen Sie die rechte Hand bei SES 14.
4. Schritt: Legen Sie die linke Hand auf das linke SES 22, die rechte Hand bleibt bei SES 14. Für die linke Körperseite kehren Sie die Sequenz einfach um.

Sequenz für die vorne absteigende Energie

Die vorne absteigende Energie fließt vom Kopf in die Füße und klärt unsere Gedanken. Es ist die Magenfunktionsenergie, die durch diese Sequenz belebt wird. Im Volksmund sagen wir: »Ein voller Bauch studiert nicht gern« und weisen auf den Zusammenhang von Magen und klarem Denken hin. Da sich der Magenstrom in der Taille fast horizontal

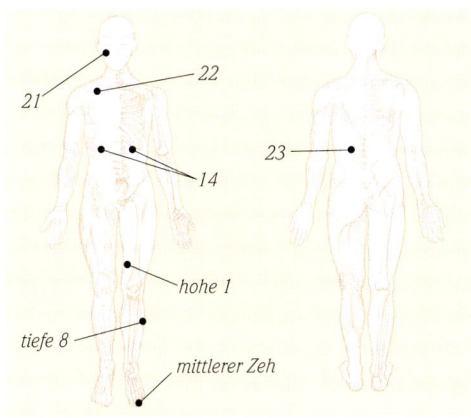

Sequenz für die vorne absteigende Energie.

um den Bauch windet, hält er die Mitte offen, sodass die Energie in die Füße fließen kann. In der Bauchmitte hilft uns der Magenstrom, alle Eindrücke des Lebens zu verdauen. »Etwas liegt mir schwer im Magen« sagen wir, wenn eine Situation für uns schwierig war. Alles, was uns zu viel wird, von der Nahrung bis zum vollen Terminkalender, macht sich durch Magenschmerzen, Nahrungsmittelallergien oder gar Geschwüre bemerkbar. Dass die Verdauung im Mund beginnt, lernte ich schon von meiner Großmutter, die mich öfter darauf hinwies, jeden Bissen 36-mal zu kauen. Der Speichelfluss, gesundes Zahnfleisch sowie schöne Lippen und ein faltenfreies Gesicht hängen von einem harmonischen Magenstrom ab.

Anwendung: Sequenz für die rechte Körperseite

1. Schritt: Setzen oder legen Sie sich bequem hin und unterstützen Sie Ihre Arme mit einem Kissen. Legen Sie die Finger der linken Hand auf das rechte SES 21, unter den rechten Wangenknochen. Legen Sie die Finger der rechten Hand unter die Mitte des rechten Schlüsselbeins an SES 22.

2. Schritt: Lassen Sie die linke Hand am rechten SES 21 bis zum Ende der Sequenz. Bewegen Sie nur die rechte Hand weiter. Legen Sie sie auf das linke SES 14, unter den vorderen Rippenbogen.

Sequenz für die hinten absteigende Energie

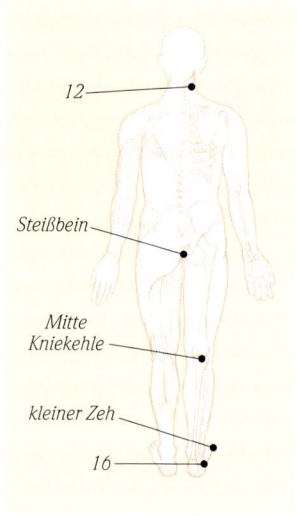

12

Steißbein

Mitte Kniekehle

kleiner Zeh

16

3. Schritt: Legen Sie die rechte Hand auf das linke SES 23, unter dem hinteren Rippenbogen.
4. Schritt: Legen Sie die rechte Hand auf das rechte SES 14.
5. Schritt: Legen Sie die rechte Hand auf das linke hohe SES 1, etwa eine Handbreite oberhalb des Knies (SES 1).
6. Schritt: Legen Sie die rechte Hand auf die linke tiefe 8, eine Handbreite unterhalb SES 8 an der Außenseite des Schienbeins.
7. Schritt: Halten Sie mit den Fingern Ihrer rechten Hand den linken mittleren Zeh.
Für die linke Körperhälfte kehren Sie die Sequenz einfach um.

Sequenz für die hinten absteigende Energie

Mit der rückwärtigen absteigenden Sequenz unterstützen wir die Blasenfunktionsenergie, die vom Kopf bis zu den Zehen auf der Rückseite des Körpers hinunterfließt. Sie klärt unsere Gedanken und bringt geistige Harmonie. Alles, was wir im Leben erfahren haben, findet durch die Blasenenergie Balance und wird zum Schatz unseres Wissens. So gleicht sie auch die Körperflüssigkeiten aus. Bei zu viel Wasser im Körper bilden sich Wasseransammlungen (Ödeme), bei zu wenig Wasser trocknet der Körper aus. Alle gelösten Nährstoffe, jede energetische Information, alle Schwingungen werden durch unsere Körperflüssigkeiten transportiert und in die Zellen hineingetragen.
Indem der Blasenstrom in drei Bahnen links und rechts neben der Wirbelsäule den Rücken hinunterfließt, hält er uns den Rücken stark. Die Lasten und Ängste unseres materiellen Le-

bens »sitzen uns im Nacken« und machen »weiche Knie«. Wenn die Energie des Blasenstroms nicht in Harmonie ist, bleiben wir in den Ängsten stecken. Körperlich hilft uns diese Sequenz bei Kopfschmerzen, Nackenverspannungen, Rückenschmerzen und Bandscheibenproblemen. Sie harmonisiert Blasenschwäche und Blasenentzündungen; bei Kindern habe ich sehr gute Erfahrungen bei Bettnässen gemacht.
Die Blasenenergie unterstützt die Entgiftung des Körpers und lindert Muskelschmerzen und Muskelkrämpfe ebenso wie Arthritis, Arthrose und Ohrenbeschwerden.

Anwendung: Sequenz für die rechte Körperseite

1. Schritt: Legen Sie die Finger der linken Hand auf das rechte SES 12 an den Nacken. Legen Sie die rechte Hand auf das Steißbein (untere Ende der Wirbelsäule). Sie können entweder die Handinnenfläche oder den Handrücken nehmen, was immer für Sie bequemer ist. Warten Sie jeweils, bis es pulsiert, bevor Sie zum nächsten Schritt wechseln.
2. Schritt: Legen Sie die Finger der rechten Hand in die Mitte der rechten Kniekehle. Die linke Hand bleibt an der 12.
3. Schritt: Legen Sie die Finger der rechten Hand auf das rechte SES 16, unter den äußeren Fußknöchel.
4. Schritt: Halten Sie mit der rechten Hand den rechten kleinen Zeh.
Für die linke Körperhälfte kehren Sie die Sequenz einfach um.

Selbsthilfegriffe für alltägliche Beschwerden

Die Anwendung des Jin Shin Jyutsu eignet sich nicht nur als Harmonisierung des gesamten Körpers über einen längeren Zeitraum hinweg, sondern auch im akuten Krankheitsfall. Im Folgenden finden Sie einige Schnellgriffe zur Linderung der gängigsten Beschwerden:
Allergien Die hohe 19 sowie das gegenüberliegende SES 1 strömen
Asthmaanfall Beide große Zehen halten
Atembeschwerden Die Hände über Kreuz an SES 1 legen
Blähungen Linkes SES 14 mit der rechten Hand und rechte hohe 1 mit der linken Hand halten und umgekehrt
Blasenentzündung Kleine Zehen halten
Blutende Wunden Rechte Hand über der Wunde halten und linke Hand darüberlegen

Bluthochdruck Linke Hand auf die rechte 9 (oder 19) und rechte Hand rechts neben das Steißbein legen und umgekehrt

Durchfall Das rechte SES 8 sowie das rechte SES 2 strömen

Eiternde Wunde Linke Hand auf die betreffende Stelle und rechte Hand darüberlegen

Erkältung SES 11 und gegenüberliegendes SES 13 strömen

Fieber SES 3 mit einer Hand strömen und mit Daumen und jedem Finger der anderen Hand einen Ring bilden

Gereiztheit Mittelfinger halten

Hautausschlag SES 8 und Waden halten

Kopfschmerzen/Migräne SES 18 und SES 16 strömen

Menstruationskrämpfe SES 15 und SES 5 strömen

Nasenbluten Beide SES 4 strömen

Nasennebenhöhlenentzündung (Sinusitis) Linkes SES 21 mit der rechten Hand und rechtes SES 12 mit der linken Hand halten und umgekehrt

Pickel Linke Hand auf die betreffende Stelle und rechte Hand darüberlegen

Rückenschmerzen SES 11 und SES 15 strömen

Schluckauf SES 1 oder SES 12 halten

Schwindel SES 21 und gegenüberliegendes SES 14 strömen

Sodbrennen Linkes SES 14 mit der rechten Hand und rechte hohe 1 mit der linken Hand halten und umgekehrt

Splitter/Spreißel Linke Hand auf die betreffende Stelle und rechte Hand darüberlegen

Verbrennungen/Verbrühungen Beide Hände nebeneinander auf die betreffende Stelle legen bzw. bei nässenden Brandblasen schwebend darüberhalten (30 bis 60 Minuten)

Verdauungsbeschwerden SES 1 strömen oder Daumen halten

Verschlucken SES 1 halten

Verstopfung Die linke 8 und die linke 2 strömen

Wechseljahrebeschwerden Nacheinander SES 4, 12, 11 und 3 halten und dabei mit der anderen Hand einen Ring aus Daumen und Ringfinger bilden

Zahnschmerzen Zeigefinger halten

Eltern und Kinder

Es ist ein großes Geschenk, wenn Mütter oder Väter ihre Kinder strömen. Bei den Kleinen wirkt Jin Shin Jyutsu viel schneller als bei Erwachsenen, da sie noch nicht so sehr in ihren Gedanken und Einstellungen verhaftet sind. Zudem schafft die Behandlung Nähe und Vertrauen, und die Kinder genießen die Berührung.

Aggressionen Mittelfinger halten
Allergien Hohe 19 und SES 1 strömen
Appetitlosigkeit Beide Hände über Kreuz auf SES 13 legen
Baby in Steißlage Kleinen Zeh halten
Bauchschmerzen Eine Hand auf SES 14 und die andere an das gegenüberliegende SES 1 legen
Bettnässen SES 19 strömen; Blasenstrom harmonisieren
Blutende Wunden/Hautabschürfungen Rechte Hand über die Wunde halten und linke Hand darüberlegen
Einschlafstörungen SES 18 oder die Fersen halten
Erbrechen SES 14 und das gegenüberliegende SES 1 strömen oder Daumen halten
Essschwierigkeiten SES 14 und gegenüberliegendes SES 1 strömen oder Daumen halten
Fieber SES 3 und nacheinander alle Finger halten
Halsschmerzen/Mandelbeschwerden SES 11 und gegenüberliegendes SES 13 strömen
Husten SES 22 und SES 19 strömen
Hyperaktivität Handgelenke halten oder beide SES 4 strömen
Insektenstiche/Zeckenbisse Die linke Hand auf den Stich legen und die rechte Hand darüber; dieser Griff hilft dabei, das Gift oder den Stachel herauszuziehen

Juckende Stiche SES 19 strömen oder die Waden halten
Kinderkrankheiten SES 3 sowie nacheinander alle Finger strömen
Konzentrationsstörungen Nacheinander alle Finger halten
Lernschwierigkeiten SES 4 strömen oder nacheinander alle Finger halten
Morgendliche Energielosigkeit Magenstrom harmonisieren oder Daumen halten
Neurodermitis/Schuppenflechte (Psoriasis) Waden und Daumen halten
Ohrenschmerzen Ringfinger und kleinen Finger halten
Prellungen/Verstauchungen Beide Hände auf die betreffende Stelle legen
Pubertät SES 13 strömen
Reiseübelkeit Handgelenke halten
Soor/Aphthen SES 21 und gegenüberliegendes SES 14 strömen
Verbrennungen Beide Hände über die Stelle sowie beide Waden halten
Verstopfte Nase SES 21 und gegenüberliegendes SES 12 halten; bei allergiebedingten Beschwerden SES 5 halten
Wachstumsschmerzen Waden oder nacheinander alle Finger halten
Windelekzem Waden halten
Zahnen Kiefer und gegenüberliegende tiefe 8 halten

Register

Atem 30 ff., 57 f., 69 f., 84, 100
Atemübungen 31 f., 34, 100
Ausatmung 30 ff., 45, 47, 50, 52, 54, 62, 100
Bauchgehirn 75
Betreuerströme 10, 13 ff., 62, 79, 91, 100
Bibel 49
Blasenfunktionsenergie 92, 104 f.
Blockade 10, 18, 25, 30, 34, 48
Blut 79 f.
Burmeister, Mary 6 ff., 19 f., 22 ff., 30, 32 f., 35 f., 38 f., 48 f., 56, 62, 94, 97, 101
Daumen halten 38 f., 53, 67, 81, 85, 88
Depressionen 34
Disharmonie 19, 26, 28, 49, 52
Dreieinigkeitsströme 100
Dritte Tiefe (»Blut Essenz«) 79 f.
Dritte Tiefe, Selbsthilfe-Kurzgriff 80
Einatmung 30 ff., 45, 47, 50, 54, 100
Energie, hinten absteigende 104 f.
Energie, hinten aufsteigende 30, 50, 54, 71
Energie, vorne absteigende 30, 50, 52, 71, 102
Energie, vorne aufsteigende 101
Energieströme 9 ff., 36, 71
Entspannung 17, 27 f., 32, 34, 36
Erste Tiefe (oberflächliche Hautschicht) 50 ff.
Erste Tiefe, Selbsthilfe-Kurzgriff 51
Finger halten, Harmonisierung durch 35 ff.
Finger-Zehen-Strom 42 ff.
Fünfte Tiefe (Knochenschicht) 94 ff.

Fünfte Tiefe, Selbsthilfe-Kurzgriff 95
Gallenblasen- und Leberfunktionsenergie 80
Hände falten 98 f.
Handauflegen 20 ff.
Handinnenfläche halten 42, 50, 99 f.
Harmonie und Ausgeglichenheit 30, 36
Haupteinstellungen, fünf 18, 36 f., 40, 72, 85 f.
Hauptzentralstrom 10 f., 15, 50, 98, 100
Kabbala 49
Kleinen Finger halten 41 f., 78, 83 f., 87, 94, 96
Kojiki 7, 9, 49
Lebensenergie (universelle) 9, 13, 17 ff., 24, 26, 30 f., 35, 45, 48 f., 67, 93, 95
Loslassen 24, 28, 31, 41, 45, 60, 66, 69, 71
Magenfunktionsenergie 51, 102 f.
Mittelfinger halten 40 f., 56, 61, 73 f., 98
Milzfunktionsenergie 51, 101 f.
Mudras, acht (Übungen & Anwendungsmöglichkeiten) 44 f
Murai, Jiro R. 6 ff., 9, 11, 17, 24, 30, 36, 44, 93, 98
Nierenfunktionsenergie 92
Organströme, zwölf 15 f., 46, 100
Pythagoras 48 f.
Polarität 13, 22, 53
»Projekte« (Probleme) 11, 23, 25, 29, 76
Ringfinger halten 41, 54, 58, 63, 76, 83
Sechste Tiefe 100
Selbstbewusstsein 84
Selbsterkenntnis 92
Selbsthilfe 24 ff., 44 ff., 76 f., 101 ff.
Selbsthilfegriffe für alltägliche Beschwerden 105 ff.

Selbsthilfe-Kurzgriffe für die 1. bis 5. Tiefe 51, 58 ff., 80, 92, 95
Selbsthilfeprogramm, persönliches 28 f.
Sequenzen, drei tägliche & Auswirkungen 101 ff.
SES 1 51 ff.
SES 11 68 ff.
SES 26 98 ff.
SES 1 bis 4 – die erste Tiefe 50 ff.
SES 5 bis 15 – die zweite Tiefe 58 ff.
SES 16 bis 22 – die dritte Tiefe 79 ff.
SES 23 – die vierte Tiefe 91 ff.
SES 24 bis 26 – die fünfte Tiefe 94 ff.
»Sicherheits«-Energieschlösser, 26 (SES) 10, 14, 22 f., 30, 48 ff., 100 f.
»Sicherheits«-Energieschlösser im Überblick 50 ff., 110 f.
Strömen 20 ff., 24 f., 27 ff., 33, 101
Strömen, Auswirkungen 17 f., 27 f., 52
Strömen, elterliches 106 f.
Strömen, Selbsthilfe 24, 27 f.
System von Energiebahnen 6 f., 16, 30
Tarot 49
Vermittlerströme, diagonale 15 f., 55
Vierte Tiefe (Muskelschicht) 91 ff.
Vierte Tiefe, Selbsthilfe-Kurzgriff 80
Zeigefinger halten 39 f., 60, 65, 68, 71, 90
Zweite Tiefe (»Tiefe Hautschicht«) 58 ff.
Zweite Tiefe, Selbsthilfe-Kurzgriff 58 f.

Über die Autorin

Waltraud Riegger-Krause ist eine der wenigen autorisierten Dozenten für Jin Shin Jyutsu®. 1985 erfuhr sie erstmals in den USA von dieser Lebenskunst, die sie bei Mary Burmeister selbst erlernte. Später folgten eine Ausbildung zur Heilpraktikerin und das Studium der chinesischen Medizin.
Waltraud Riegger-Krause hat eine eigene Praxis im Allgäu und gibt Kurse im In- und Ausland.
www.riegger-krause.de

JIN SHIN JYUTSU PHYSIO PHILOSOPHY® ist in den USA urheberrechtlich geschützt und Eigentum der JIN SHIN JYUTSU® INC., Scottsdale, Arizona.

Bildnachweis
Alle Bilder stammen vom Südwest Verlag, München (Fotografie: Dominik Parzinger, Illustrationen: Christian M. Weiß), mit Ausnahme von: Riegger-Krause Waltraud, Isny/Allgäu: 7, 27.
Die Jin-Shin-Jyutsu-Schriftzeichnung auf Reispapier (Jin Shin Jyutsu® Inc., Scottsdale, Arizona) wurde von Christel Thaler aus München angefertigt.

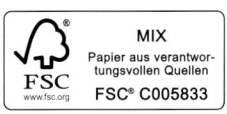

Penguin Random House
Verlagsgruppe FSC®N001967

Impressum
7. Auflage 2020
© 2012 by Irisiana Verlag, einem Unternehmen der Penguin Random House Verlagsgruppe GmbH, Neumarkter Strasse 28, 81673 München

Die Verwertung der Texte und Bilder, auch auszugsweise, ist ohne Zustimmung des Verlags urheberrechtswidrig und strafbar. Dies gilt auch für Vervielfältigungen, Übersetzungen, Mikroverfilmung und für die Verarbeitung mit elektronischen Systemen.

Die Informationen in diesem Buch sind von Autorin und Verlag sorgfältig erwogen und geprüft. Dennoch kann eine Garantie nicht übernommen werden. Eine Haftung der Autorin bzw. des Verlags und seiner Beauftragten für Personen-, Sach- und Vermögensschäden ist ausgeschlossen.

Sollte diese Publikation Links auf Webseiten Dritter enthalten, so übernehmen wir für deren Inhalte keine Haftung, da wir uns diese nicht zu eigen machen, sondern lediglich auf deren Stand zum Zeitpunkt der Erstveröffentlichung verweisen.

Redaktion: Dr. Ulrike Kretschmer, München
Bildredaktion: Tanja Nerger
Projektleitung: Karin Stuhldreier
Producing: Dr. Alex Klubertanz, München
Umschlaggestaltung: Geviert – Büro für Kommunikationsdesign

Druck und Bindung: Těšínská Tiskárna, a.s., Český Těšín

Printed in Czech Republic

ISBN: 978-3-424-15172-5

579/082120510X817 2635 4453 6271

Die 26 »Sicherheits«-Energieschlösser

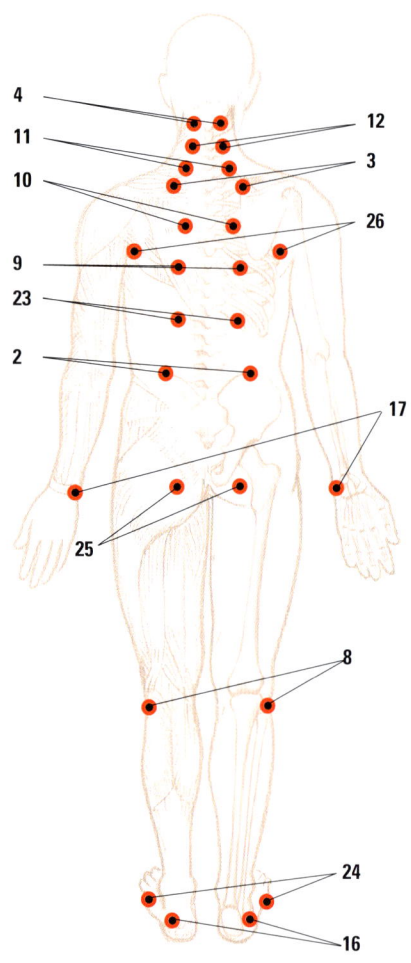

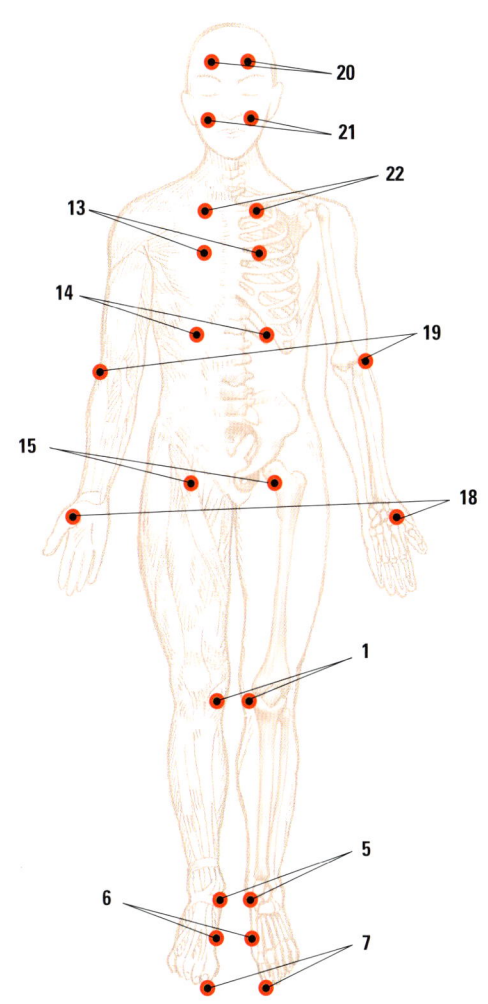

JIN SHIN JYUTSU
Das Geheimnis unserer Hände

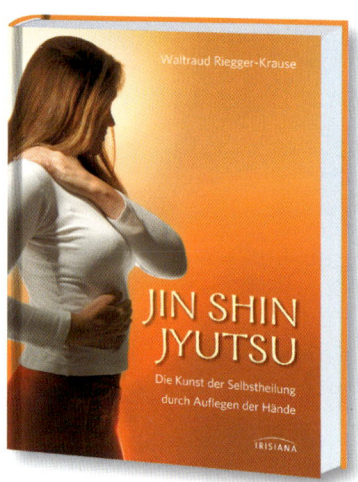

176 Seiten, gebunden
ISBN 978-3-424-15172-5

- Detaillierte und leicht nachvollziehbare Übungsanleitungen mit anschaulichen Bildern und Grafiken
- Hier erfahren Sie die Kunst des Strömens umfassend und praxisnah
- Mit Anleitung für Ihr persönliches Selbsthilfeprogramm

Leseprobe unter www.irisiana.de

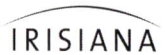